L'INCURABLE NICOTINE

NICOTINE GOUDRON 2

Yann - Bodart

L'INCURABLE NICOTINE

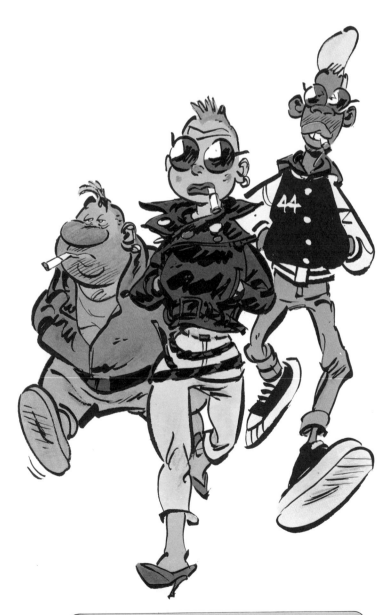

l'Echo des Savanes/Albin Michel

Mise en couleurs : Myriam Willemot

LE HARENG AD'HOC.

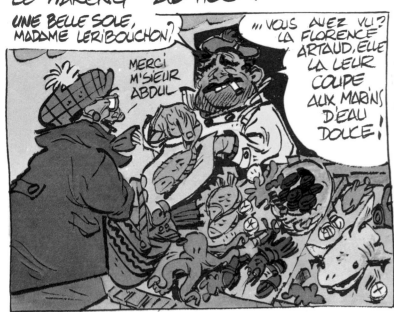

UNE BELLE SOLE, MADAME LERIBOUCHON ?

MERCI M'SIEUR ABDUL

"...VOUS AVEZ VU ? LA FLORENCE ARTAUD, ELLE LA LEUR COUPE AUX MARINS D'EAU DOUCE !

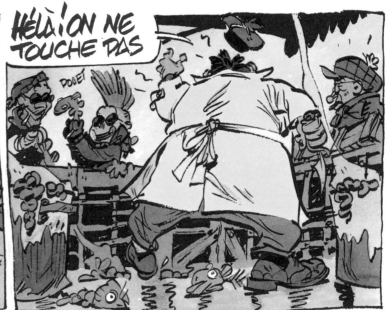

HÉLÀ ! ON NE TOUCHE PAS

POULET

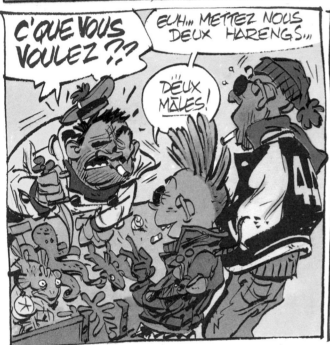

C'QUE VOUS VOULEZ ???

EUH... METTEZ NOUS DEUX HARENGS...

DEUX MÂLES !

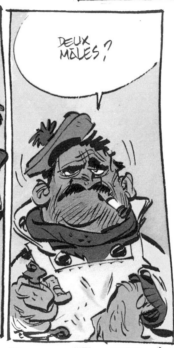

DEUX MÂLES ?

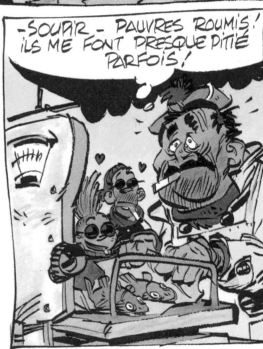

-SOUPIR- PAUVRES ROUMIS ! ILS ME FONT PRESQUE PITIÉ PARFOIS !

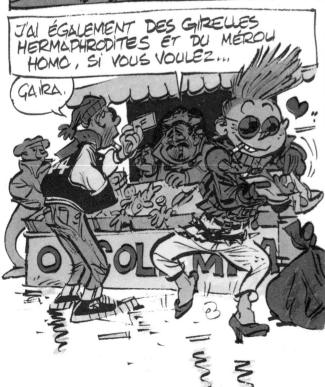

J'AI ÉGALEMENT DES GIRELLES HERMAPHRODITES ET DU MÉROU HOMO, SI VOUS VOULEZ...

GAÏRA.

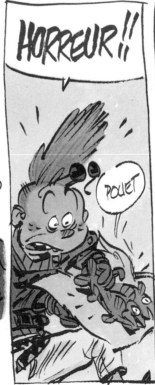

HORREUR !!

POULET

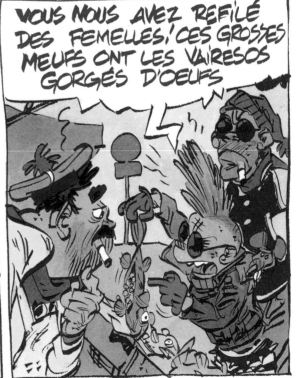

VOUS NOUS AVEZ REFILÉ DES FEMELLES ! CES GROSSES MEUFS ONT LES VAIRESOS GORGÉS D'OEUFS

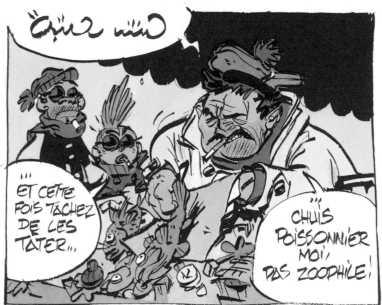

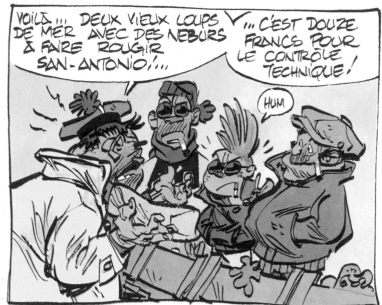

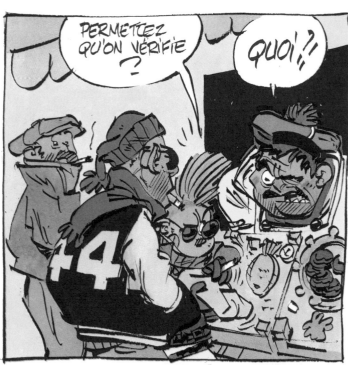

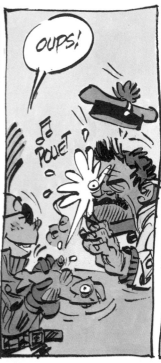

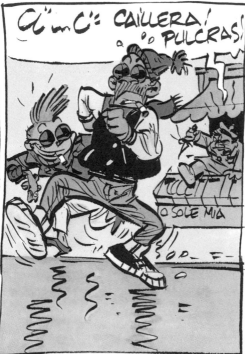

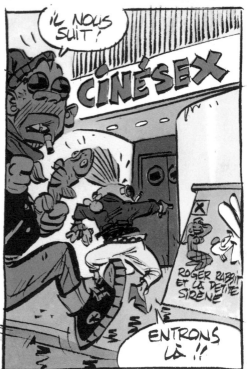

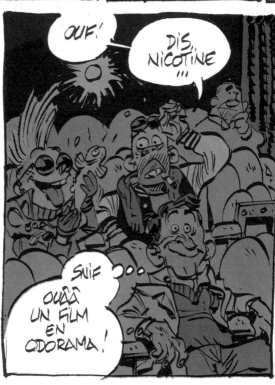

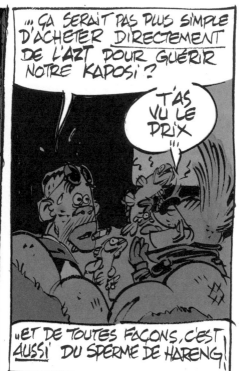

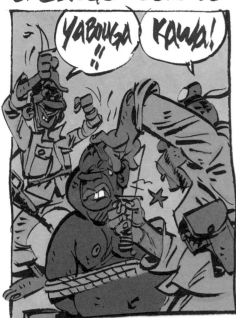

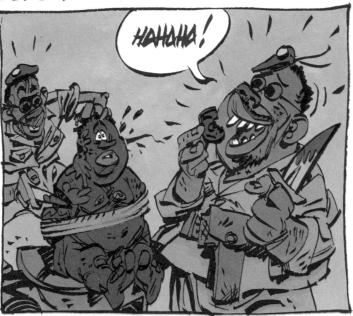

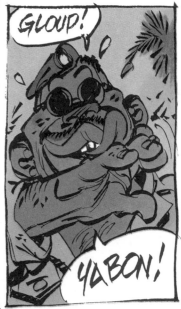

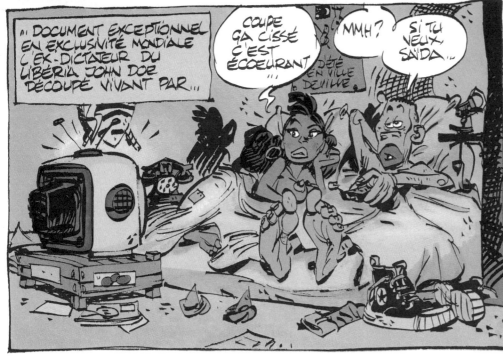

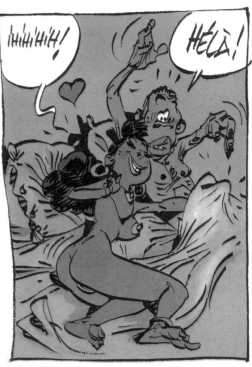

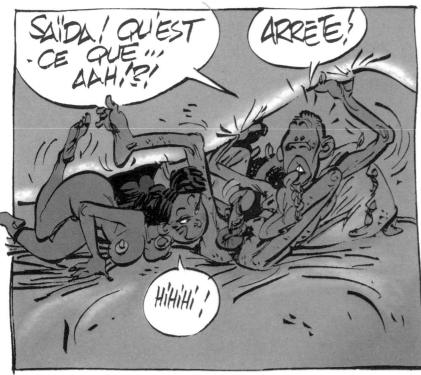

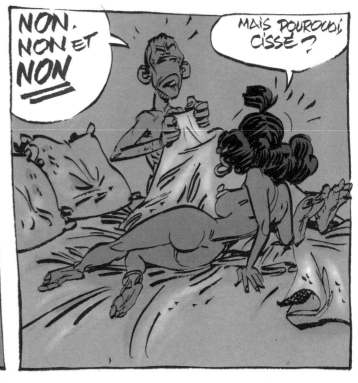

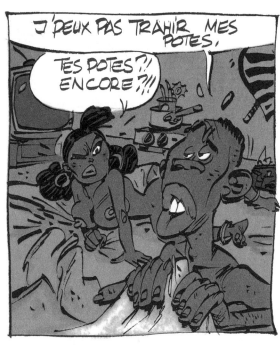

J'PEUX PAS TRAHIR MES POTES.

TES POTES ?!! ENCORE ?!!

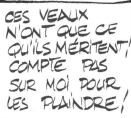
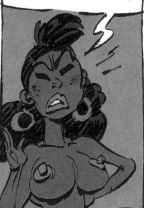

CES VEAUX N'ONT QUE CE QU'ILS MÉRITENT! COMPTE PAS SUR MOI POUR LES PLAINDRE!

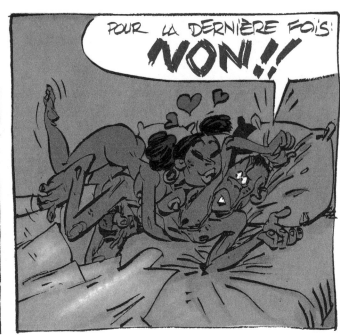

POUR LA DERNIÈRE FOIS: NON!!

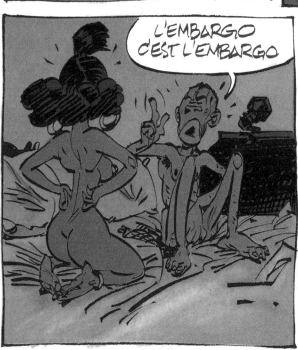

L'EMBARGO C'EST L'EMBARGO

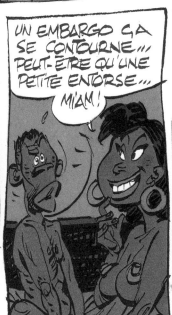

UN EMBARGO ÇA SE CONTOURNE... PEUT-ÊTRE QU'UNE PETITE ENTORSE... MIAM!

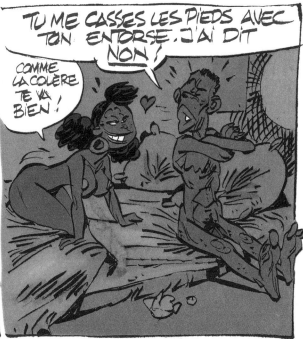

TU ME CASSES LES PIEDS AVEC TON ENTORSE. J'AI DIT NON!

COMME LA COLÈRE TE VA BIEN!

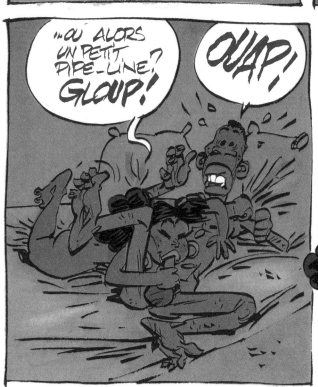

... OU ALORS UN P'TIT PIPE-LINE? GLOUP!

OUAP!

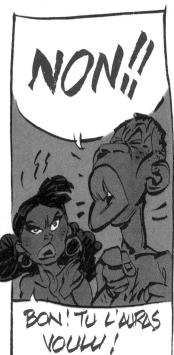

NON!!

BON! TU L'AURAS VOULU!

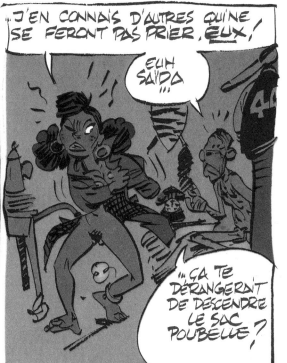

J'EN CONNAIS D'AUTRES QUI NE SE FERONT PAS PRIER, EUX!

EUH SAÏDA...

... ÇA TE DÉRANGERAIT DE DESCENDRE LE SAC POUBELLE?

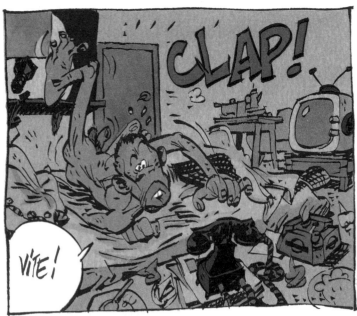

CLAP!

VITE!

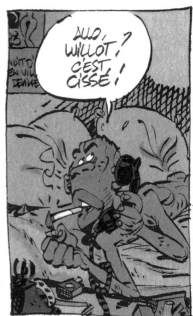

ALLO...? WILLOT! C'EST CISSÉ!

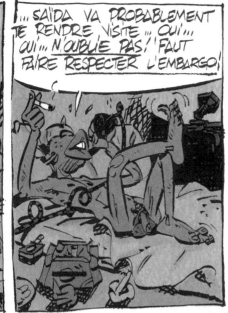

...SAÏDA VA PROBABLEMENT TE RENDRE VISITE... OUI... OUI... N'OUBLIE PAS! FAUT FAIRE RESPECTER L'EMBARGO!

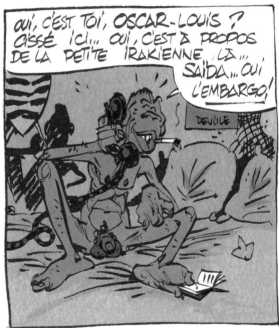

OUI, C'EST TOI, OSCAR-LOUIS? CISSÉ ICI... OUI, C'EST À PROPOS DE LA PETITE IRAKIENNE, LÀ... SAÏDA... OUI... L'EMBARGO!

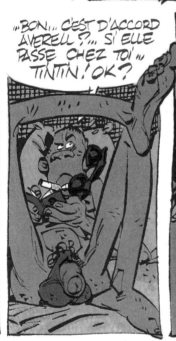

...BON... C'EST D'ACCORD AVERELL?... SI ELLE PASSE CHEZ TOI... TINTIN! OK?

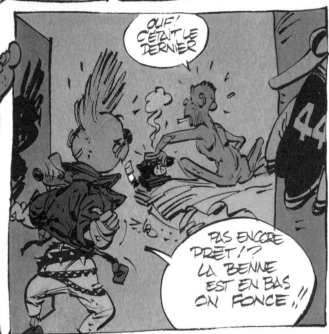

OUF! C'ÉTAIT LE DERNIER

PAS ENCORE PRÊT!? LA BENNE EST EN BAS ON FONCE!!

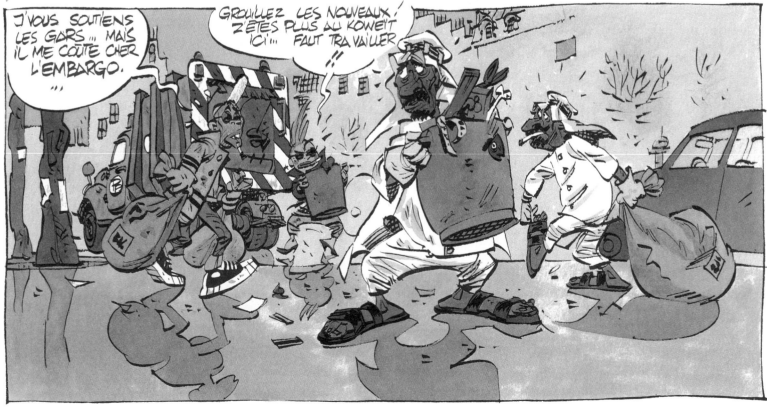

J'VOUS SOUTIENS LES GARS... MAIS IL ME COÛTE CHER L'EMBARGO...

GROUILLEZ LES NOUVEAUX! Z'ÊTES PLUS AU KOWEÏT ICI... FAUT TRAVAILLER!!

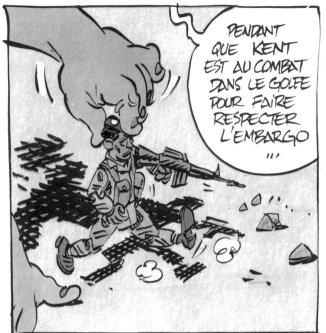

PENDANT QUE KENT EST AU COMBAT DANS LE GOLFE POUR FAIRE RESPECTER L'EMBARGO ...

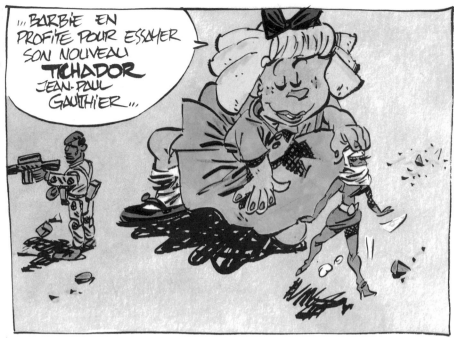

...BARBIE EN PROFITE POUR ESSAYER SON NOUVEAU **TCHADOR** JEAN-PAUL GAUTHI'ER...

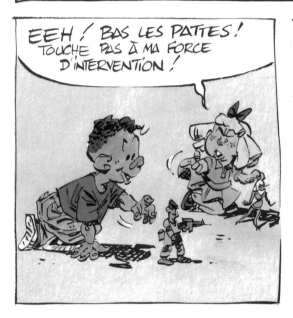

EEH ! BAS LES PATTES ! TOUCHE PAS À MA FORCE D'INTERVENTION !

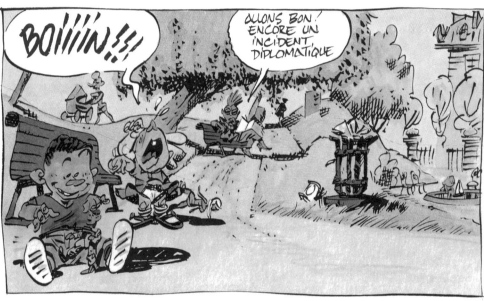

BOIIIIN !!!

ALLONS BON ! ENCORE UN INCIDENT DIPLOMATIQUE

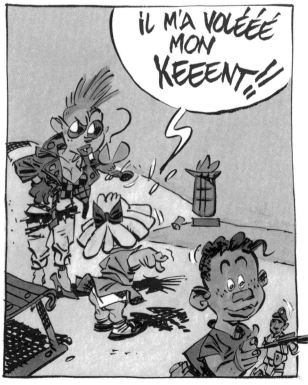

IL M'A VOLÉÉÉ MON **KEEENT** !!!

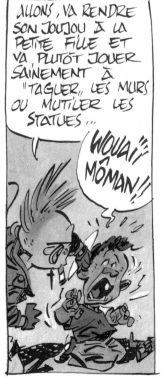

ALLONS, VA RENDRE SON JOUJOU À LA PETITE FILLE ET VA PLUTÔT JOUER SAINEMENT À "TAGUER" LES MURS OU MUTILER LES STATUES ...

WOUAÏ MÔMAN !!

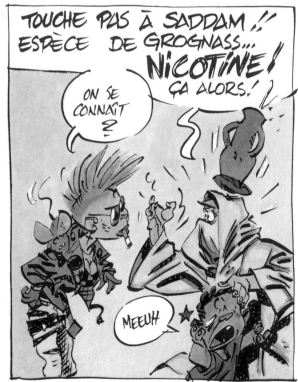

TOUCHE PAS À SADDAM !! ESPÈCE DE GROGNASS... **NICOTINE** ! ÇA ALORS !

ON SE CONNAÎT ?

MEEUH

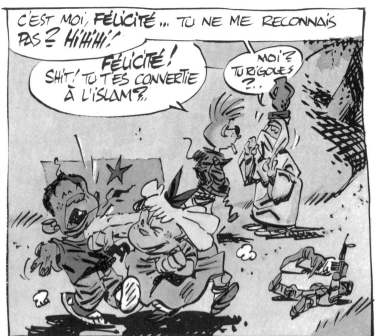

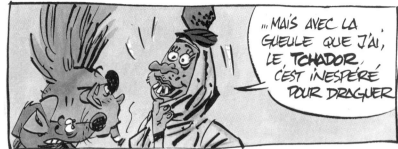

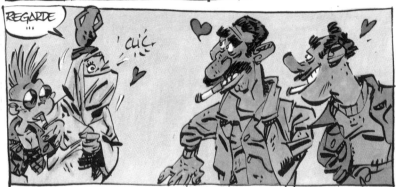

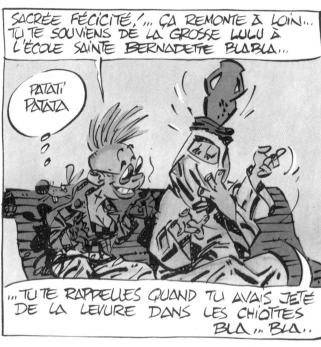

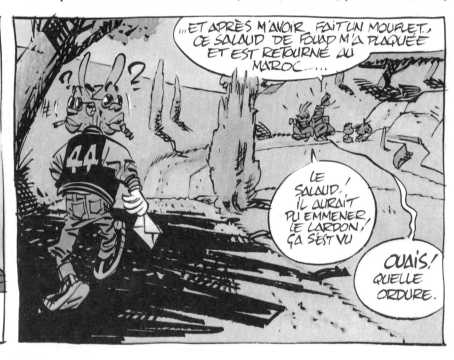

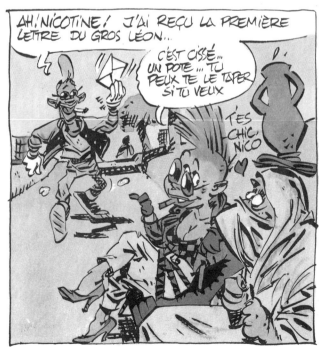

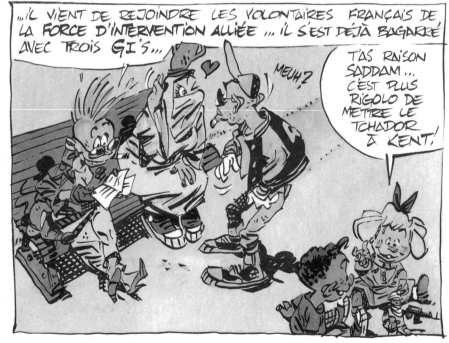

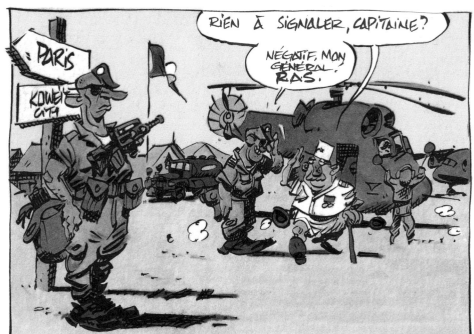

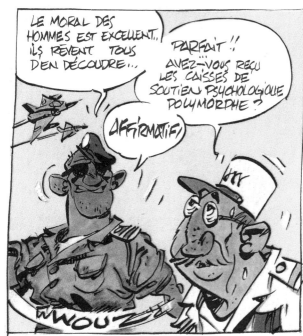

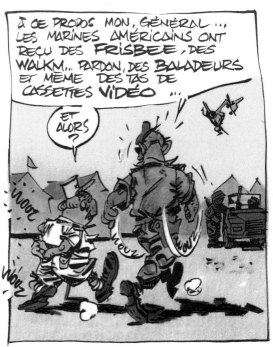

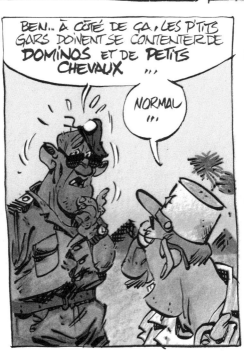

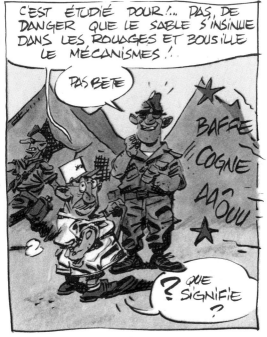

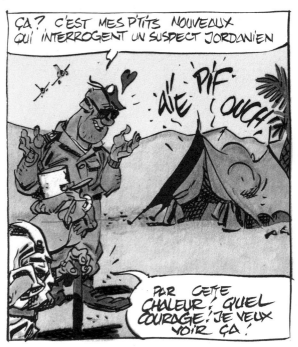

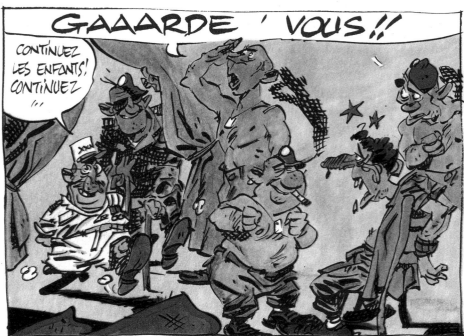

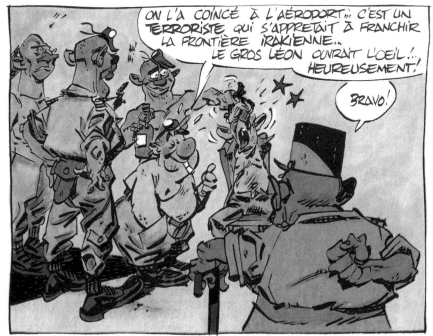

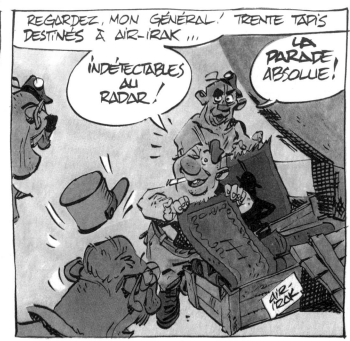

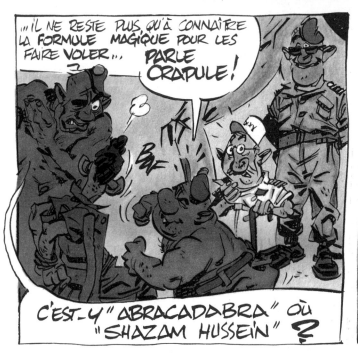

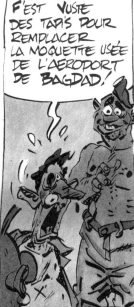

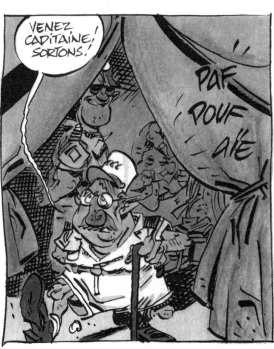

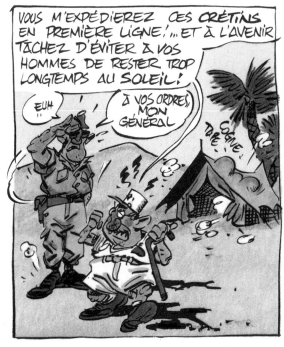

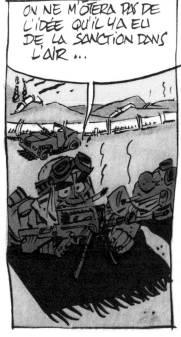

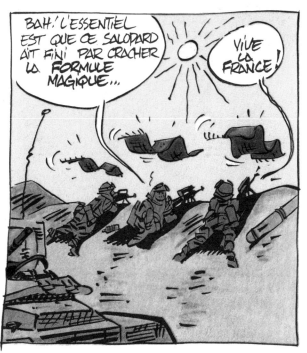

SEA, SEX AND SADDAM.

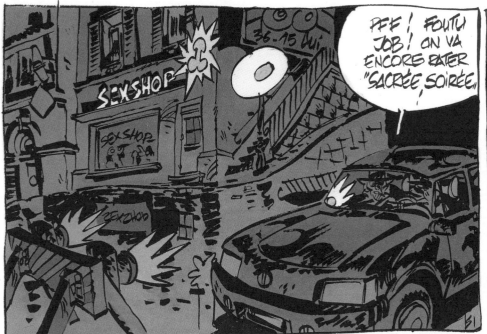

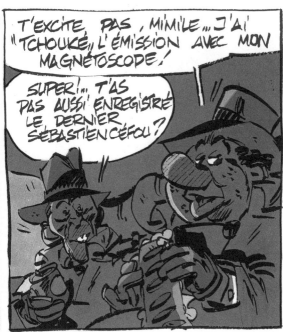

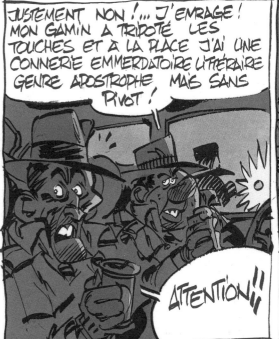

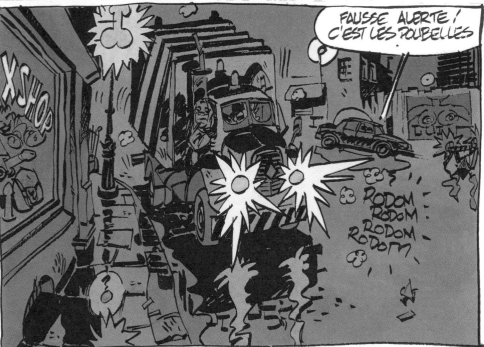

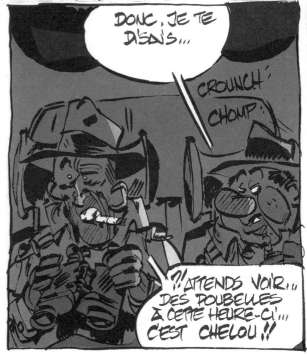

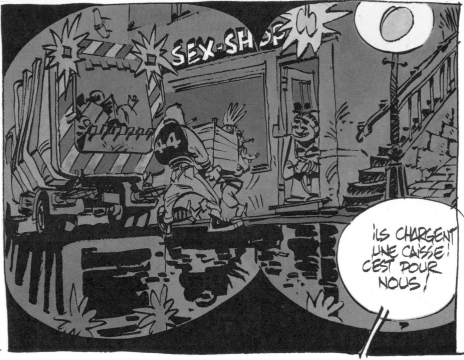

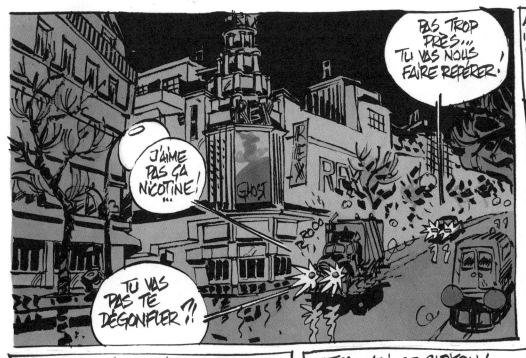

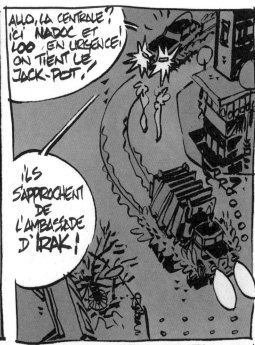

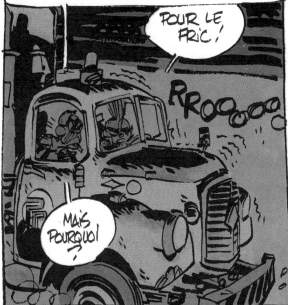

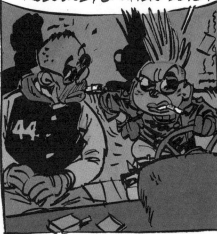

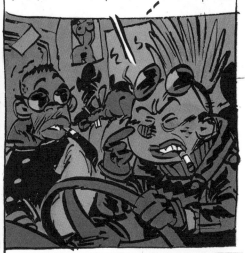

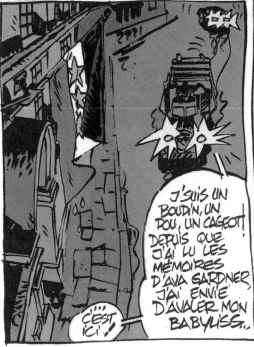

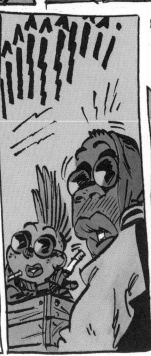

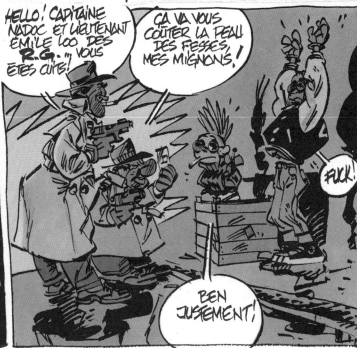

2.

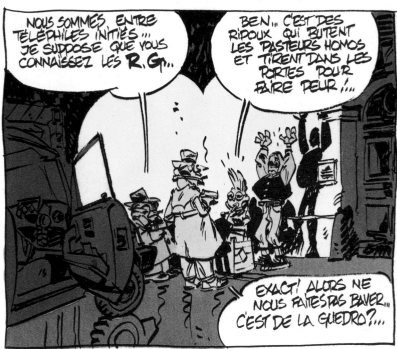

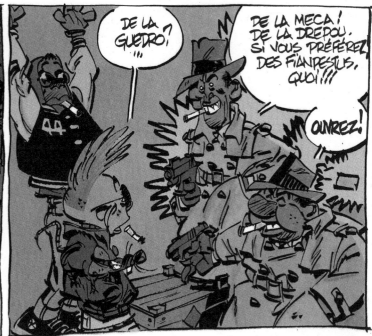

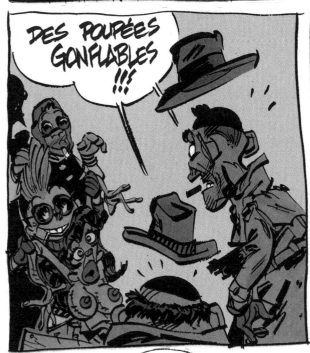

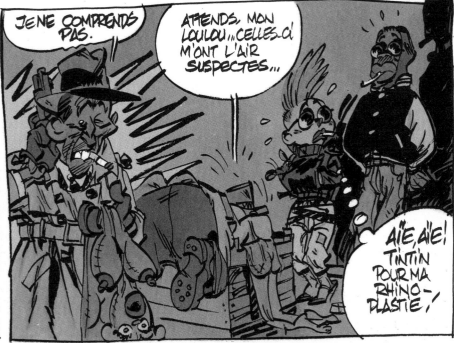

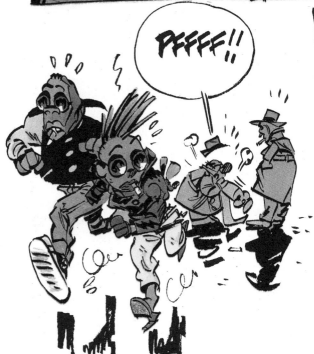

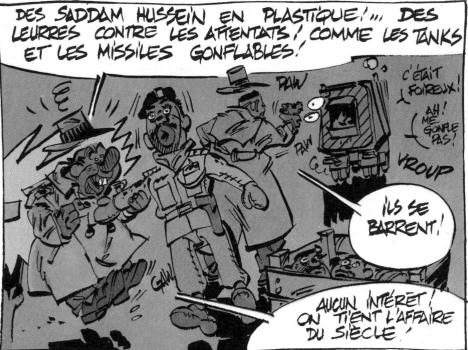

3.

TIENS, VOILÀ DES BOUDINS.

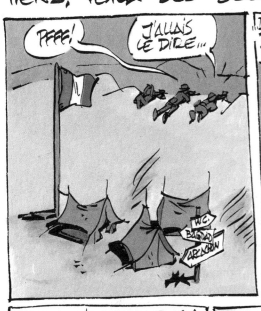

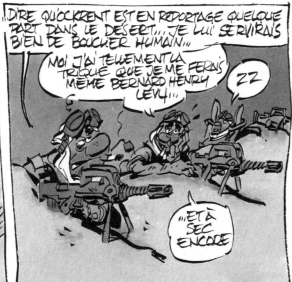

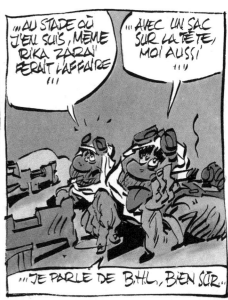

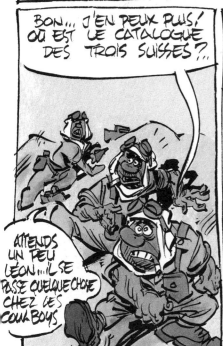

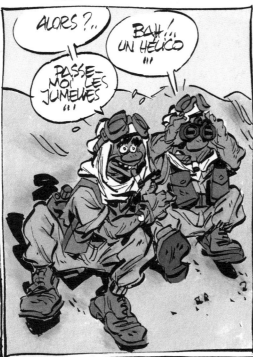

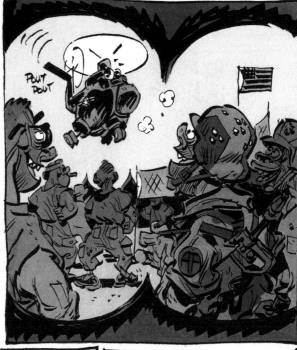

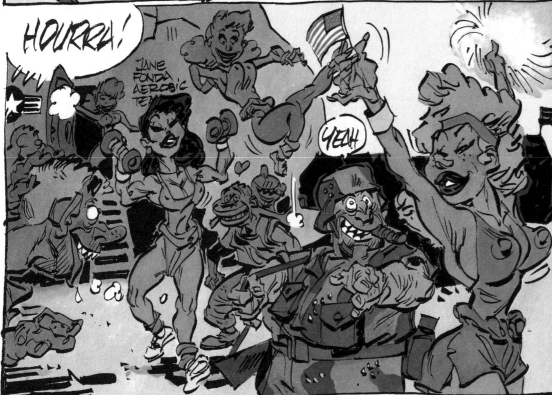

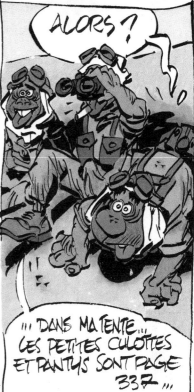

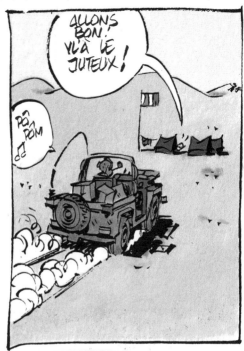

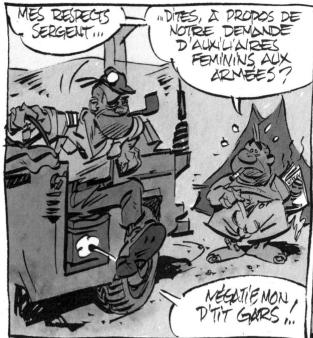

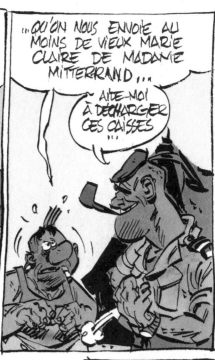

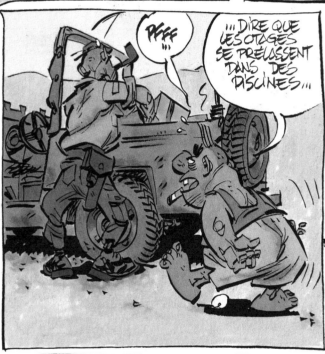

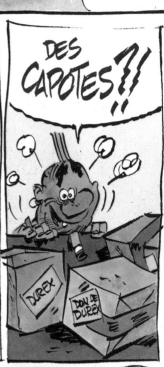

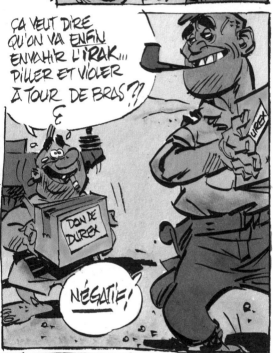

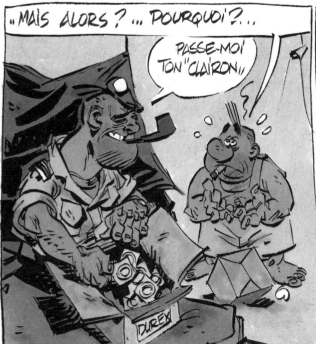

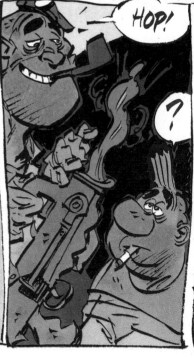

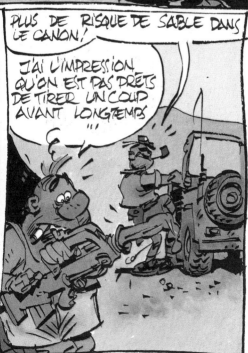

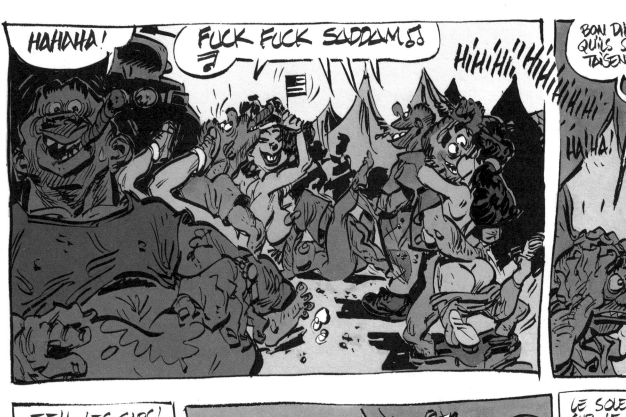
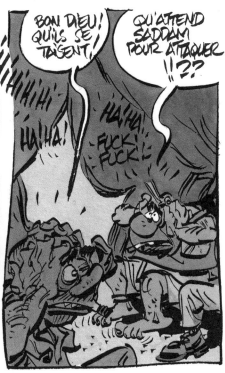
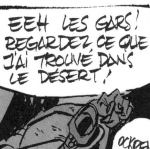
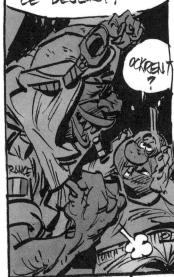
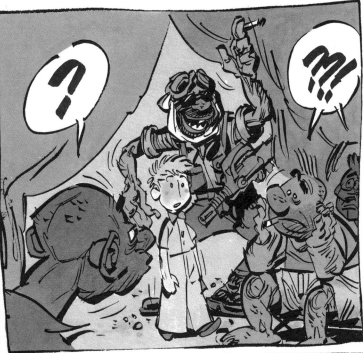
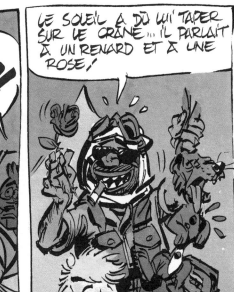
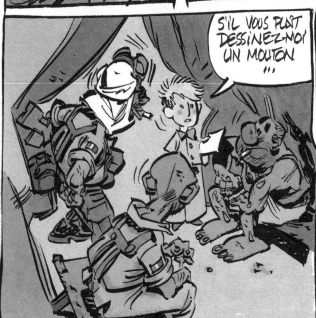
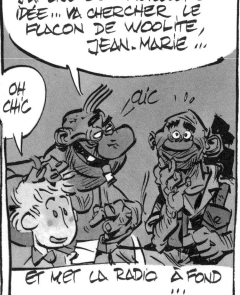
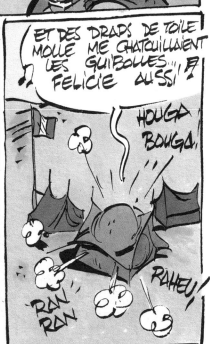

UN TAXI POUR BAGDAD.

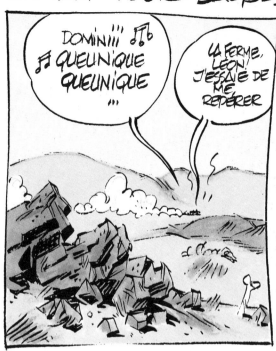

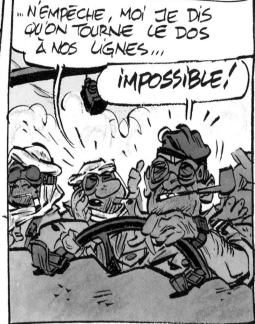

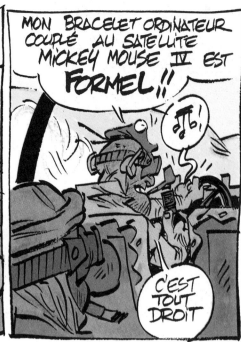

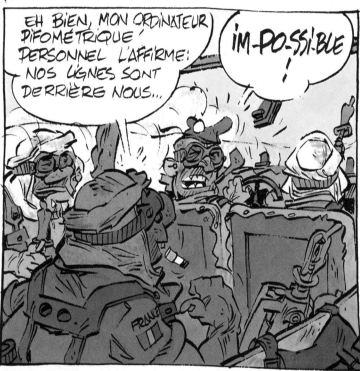

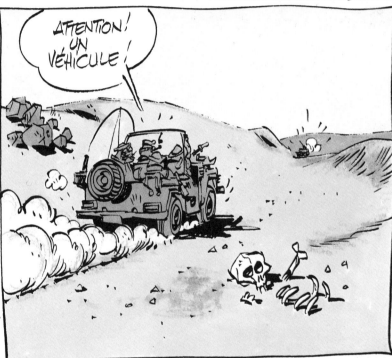

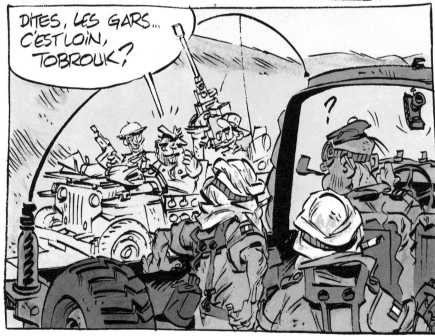

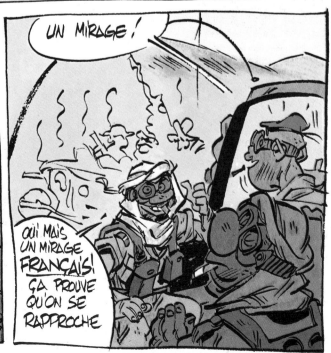

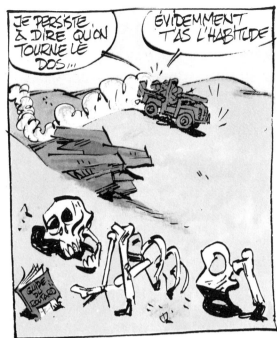

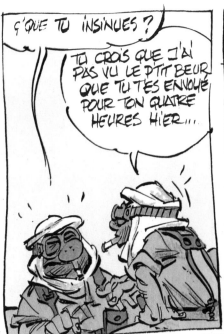

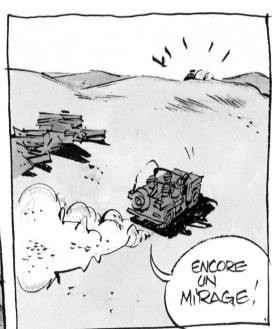

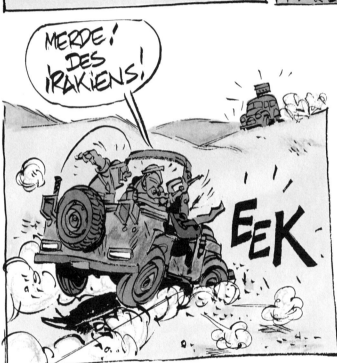

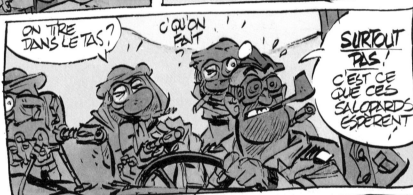

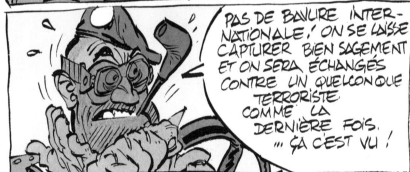

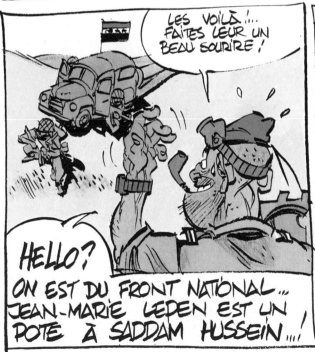

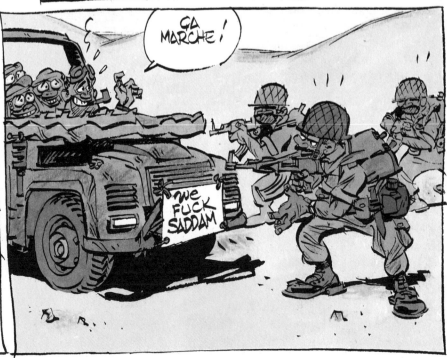

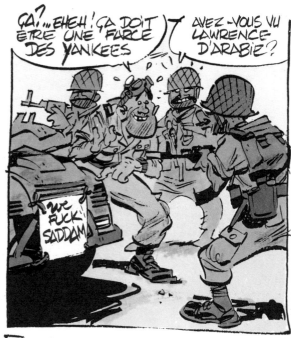

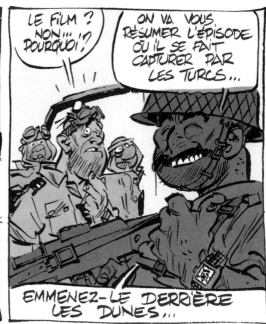

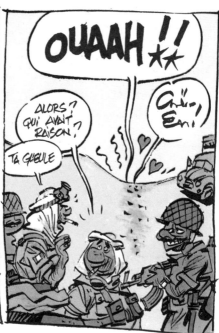

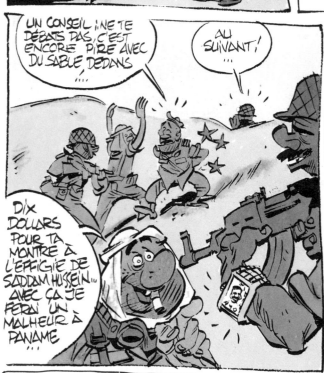

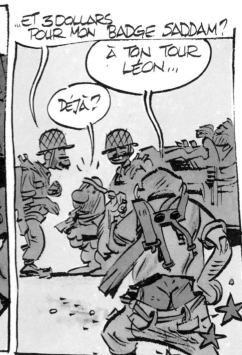

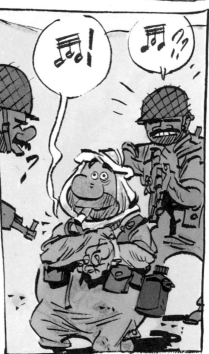

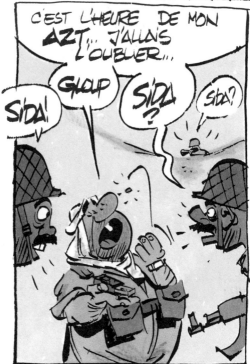

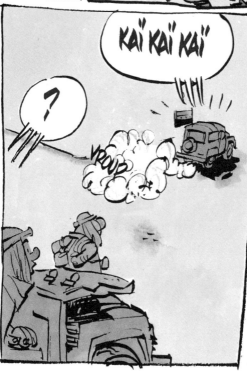

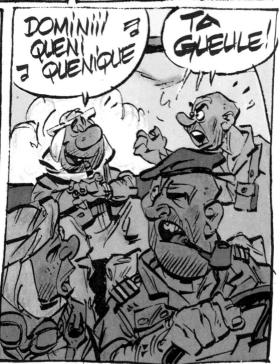

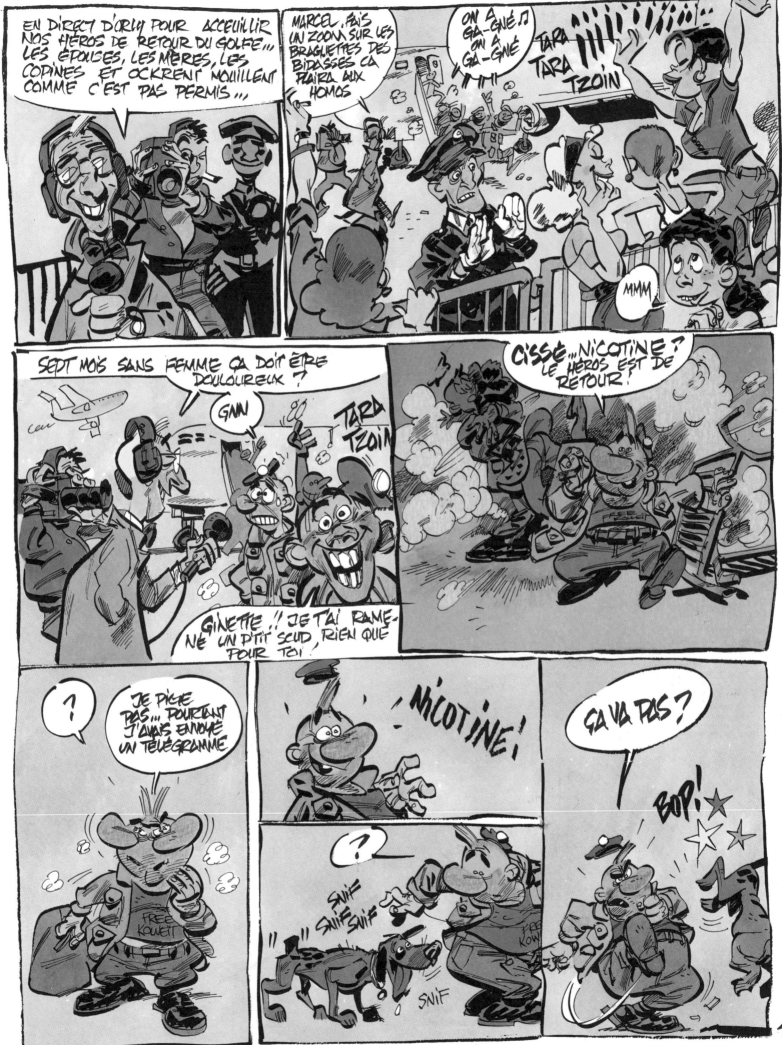

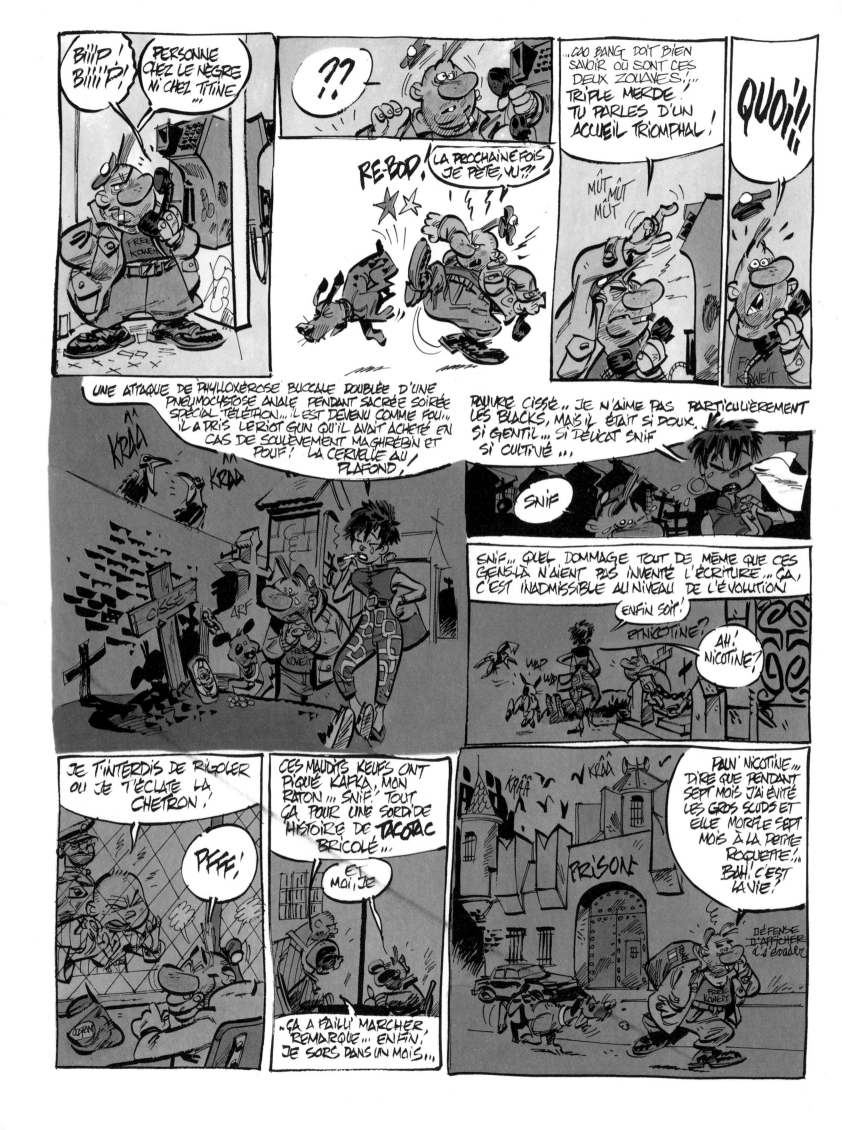

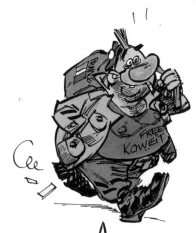
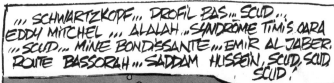
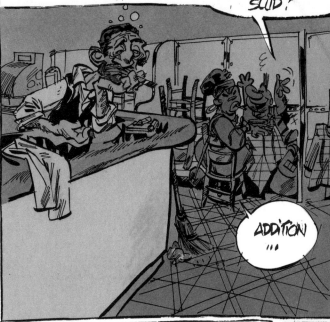
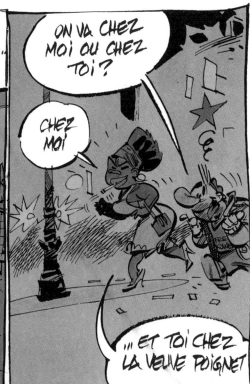
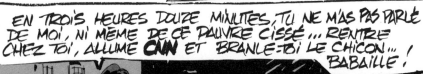
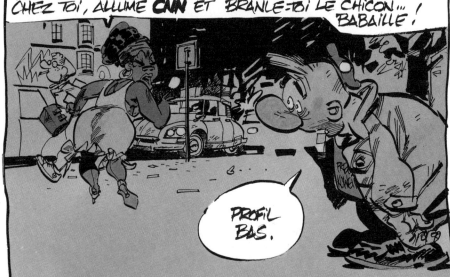
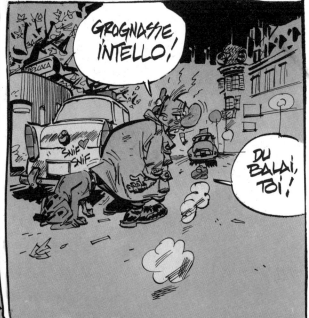
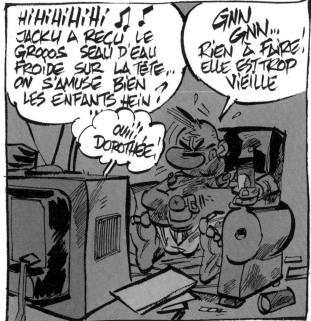
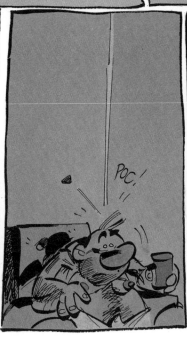
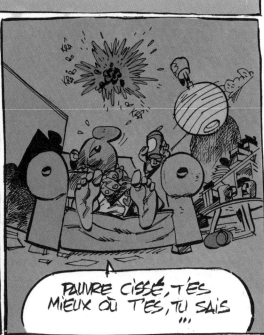

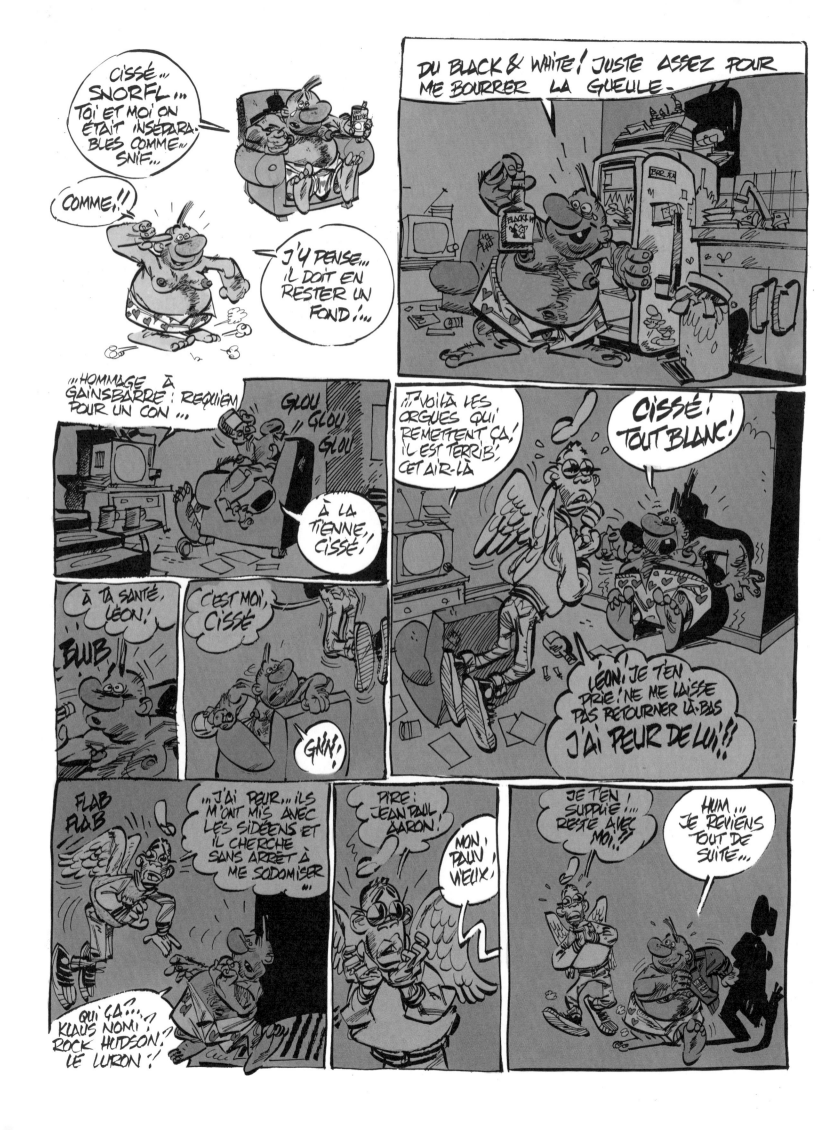

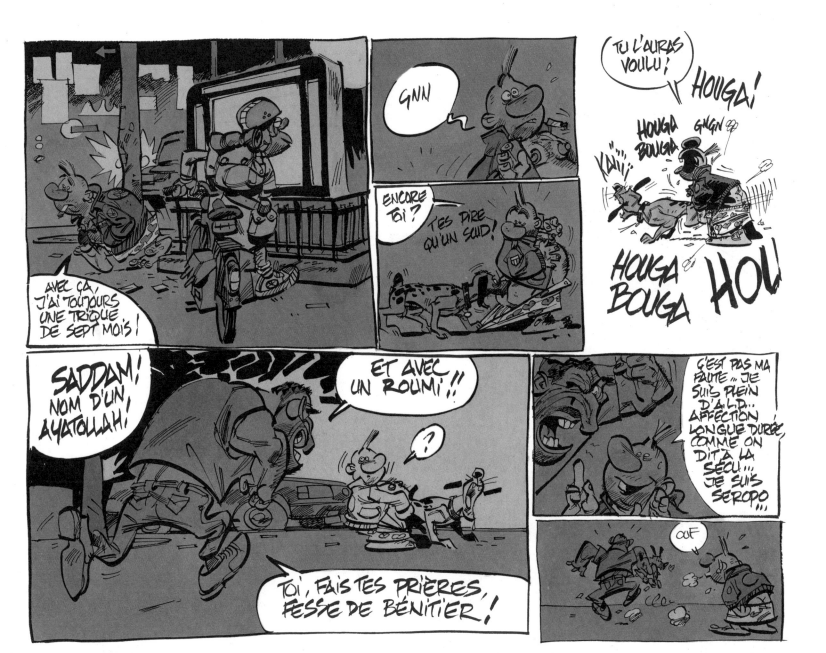

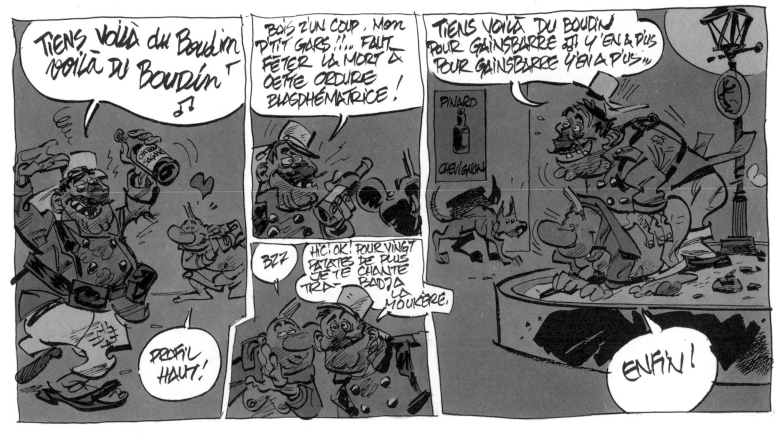

REQUIEM POUR DOROTHÉE.

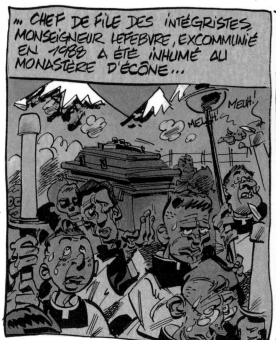

"... CHEF DE FILE DES INTÉGRISTES, MONSEIGNEUR LEFEBVRE, EXCOMMUNIÉ EN 1988 A ÉTÉ INHUMÉ AU MONASTÈRE D'ÉCÔNE ...

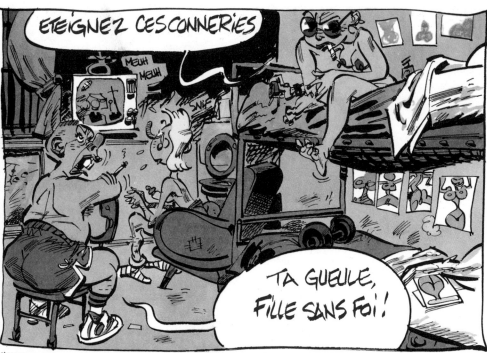

ETEIGNEZ CES CONNERIES

TA GUEULE, FILLE SANS FOI!

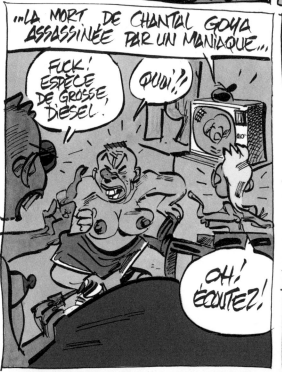

"...LA MORT DE CHANTAL GOYA ASSASSINÉE PAR UN MANIAQUE...

FUCK! ESPÈCE DE GROSSE DIESEL!

QUOI?!!

OH! ÉCOUTEZ!

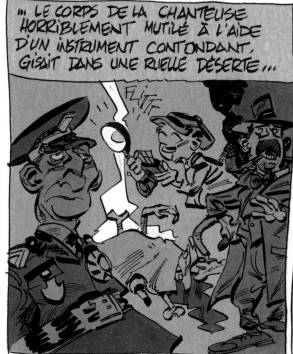

"... LE CORPS DE LA CHANTEUSE HORRIBLEMENT MUTILÉ À L'AIDE D'UN INSTRUMENT CONTONDANT, GISAIT DANS UNE RUELLE DÉSERTE ...

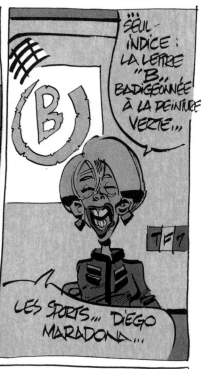

"SEUL INDICE: LA LETTRE "B" BADIGEONNÉE À LA PEINTURE VERTE...

LES SPORTS... DIEGO MARADONA...

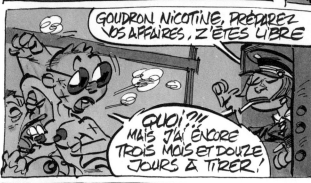

GOUDRON NICOTINE, PRÉPAREZ VOS AFFAIRES, Z'ÊTES LIBRE

QUOI?!! MAIS J'AI ENCORE TROIS MOIS ET DOUZE JOURS À TIRER!

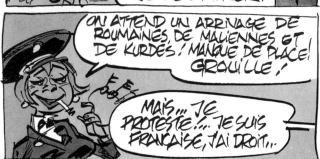

ON ATTEND UN ARRIVAGE DE ROUMAINES, DE MALIENNES ET DE KURDES! MANQUE DE PLACE! GROUILLE!

MAIS... JE PROTESTE!... JE SUIS FRANÇAISE, J'AI DROIT...

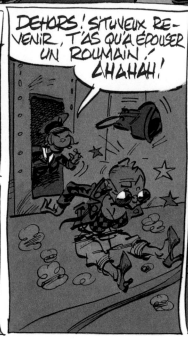

DEHORS! SI TU VEUX REVENIR, T'AS QU'À ÉPOUSER UN ROUMAIN! AHAHAH!

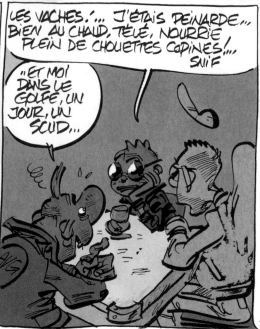

LES VACHES!... J'ÉTAIS PEINARDE... BIEN AU CHAUD, TÉLÉ, NOURRIE PLEIN DE CHOUETTES COPINES!... SNIF

"ET MOI DANS LE GOLFE, UN JOUR, UN SCUD...

1

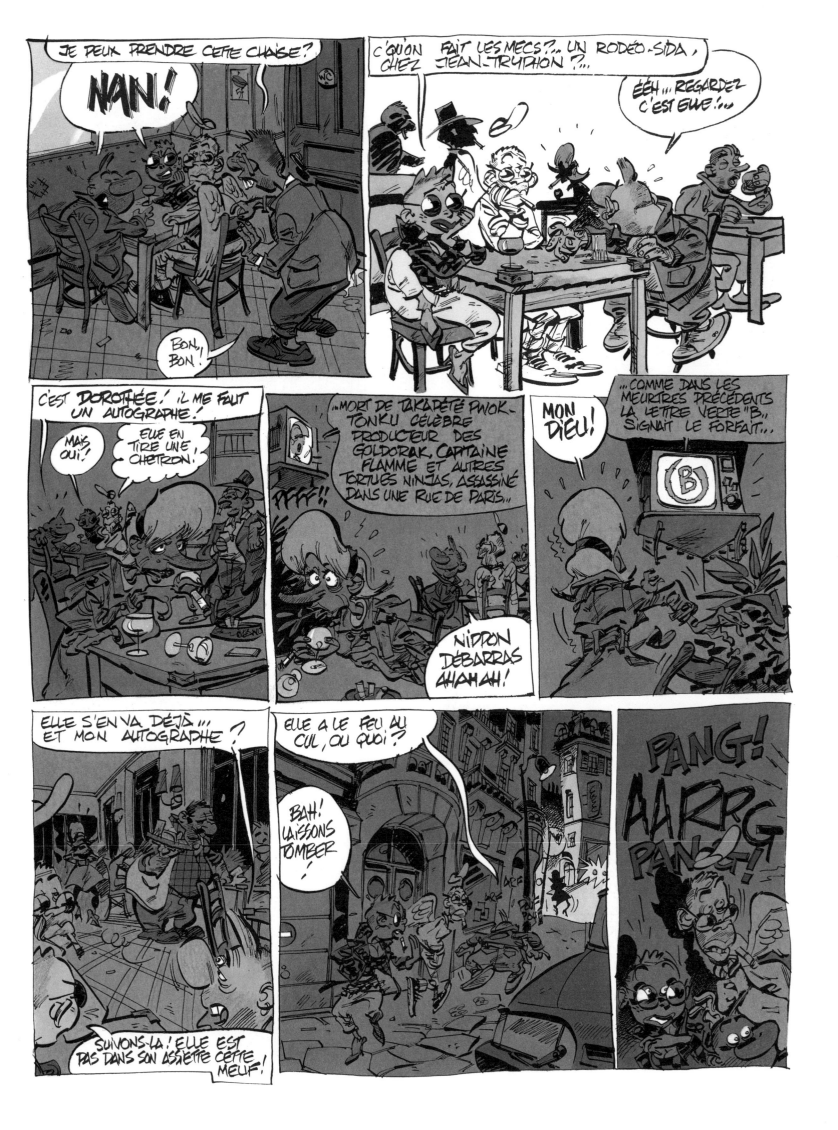

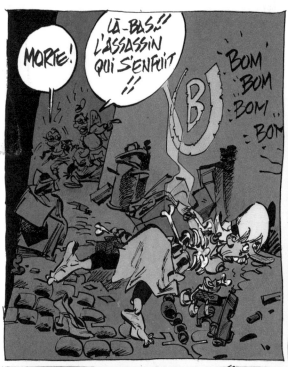

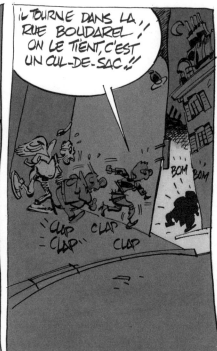

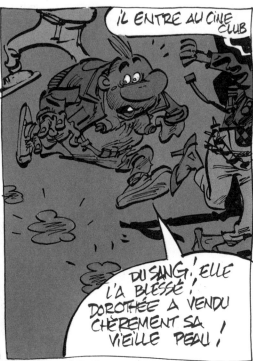

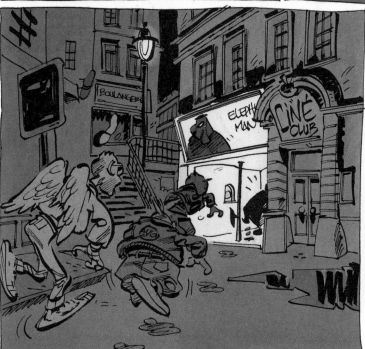

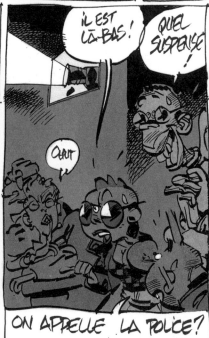

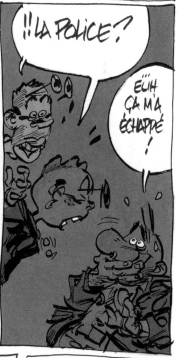

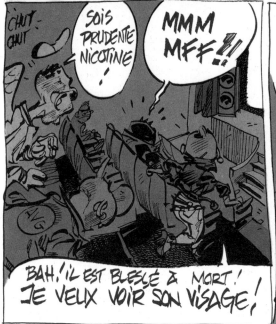

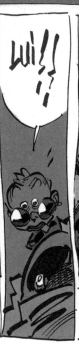

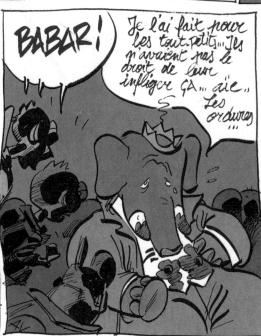

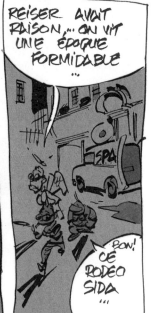

L'ANNÉE DERNIÈRE À CARPENTRAS.

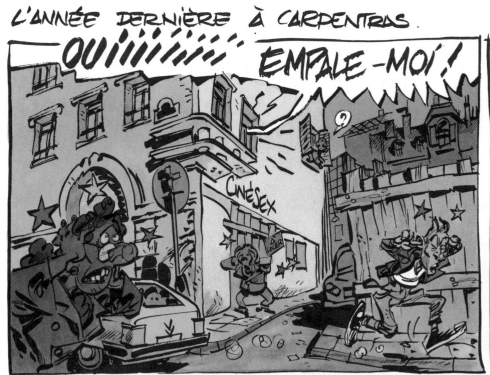

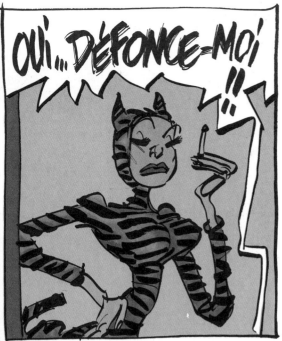

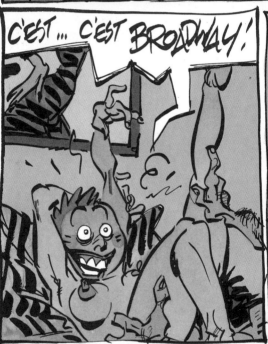

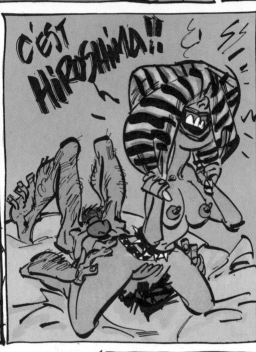

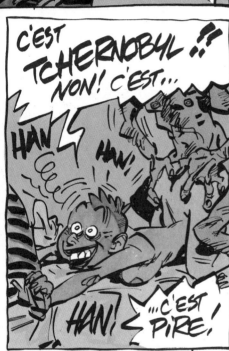

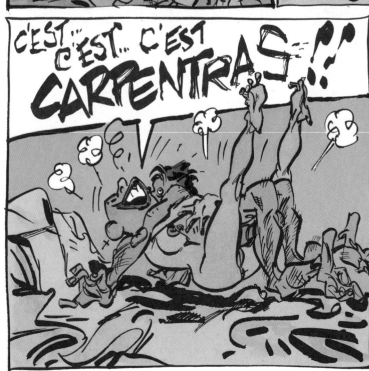

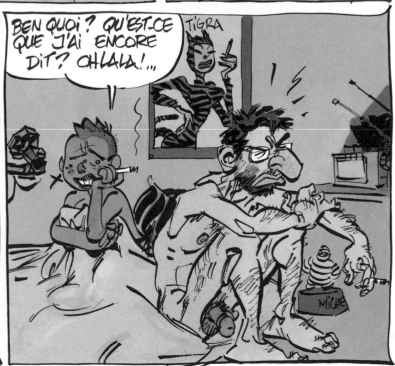

ARSENIC ET YELLOW CAKE.

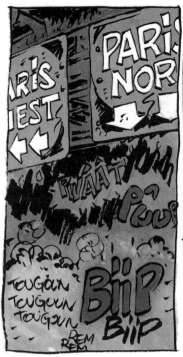

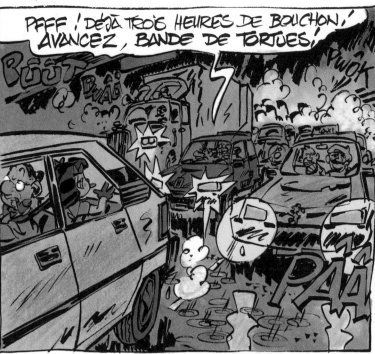

PFFF ! DÉJÀ TROIS HEURES DE BOUCHON ! AVANCEZ, BANDE DE TORTUES !

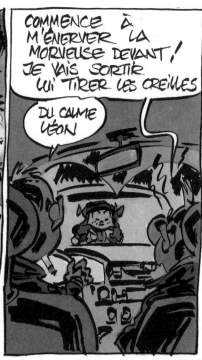

COMMENCE À M'ÉNERVER LA MORVEUSE DEVANT ! JE VAIS SORTIR LUI TIRER LES OREILLES

DU CALME LÉON

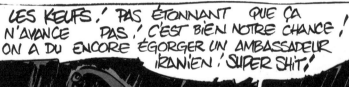

LES KEUFS ! PAS ÉTONNANT QUE ÇA N'AVANCE PAS ! C'EST BIEN NOTRE CHANCE ! ON A DÛ ENCORE ÉGORGER UN AMBASSADEUR IRANIEN ! SUPER SHIT !

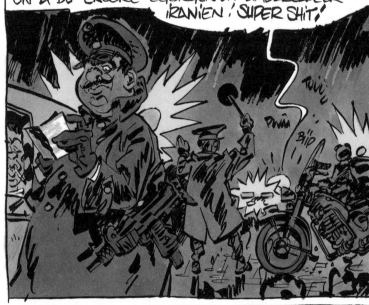

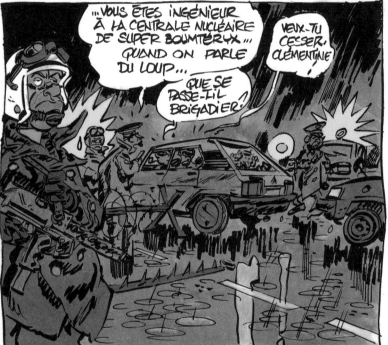

"...VOUS ÊTES INGÉNIEUR À LA CENTRALE NUCLÉAIRE DE SUPER BOUMTÉRYX..." QUAND ON PARLE DU LOUP...

VEUX-TU CESSER, CLÉMENTINE

QUE SE PASSE-T-IL BRIGADIER ?

ON VIENT DE DÉCOUVRIR LA DISPARITION DE HUIT KILOS DE "YELLOW CAKE"... DE L'URANIUM ENRICHI PERMETTANT DE FABRIQUER UNE DEMI-DOUZAINE DE BOMBES ATOMIQUES PROPRES OU CARRÉMENT UNE QUINZAINE DE BRICOLAGES NUCLÉAIRES DÉGUEULASSES...

ENCORE...

MON DIEU

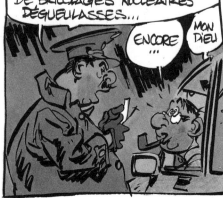

SÛREMENT UN COUP DES SERVICES SECRETS IRAKIENS OU LYBIENS... ÇA VA POUVEZ PASSER...

CHEF ! ON LES TIENT !!

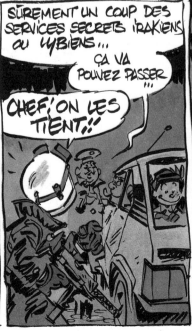

LES SALOPARDS !

CRÉTIN ! JE T'AVAIS DIT QUE C'ÉTAIT FOIREUX

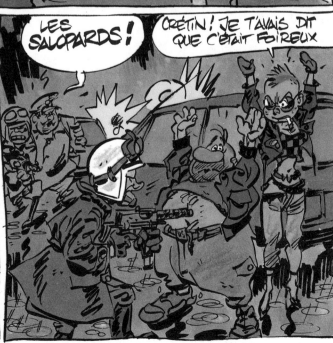

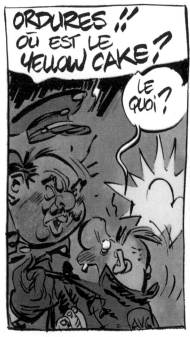

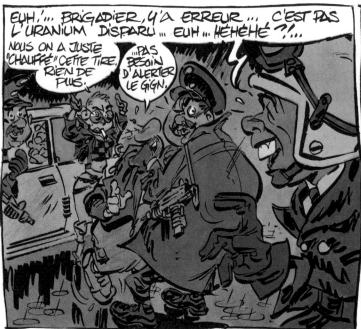

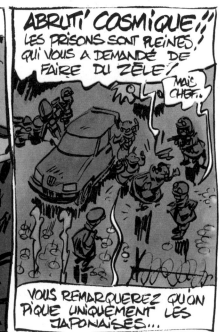

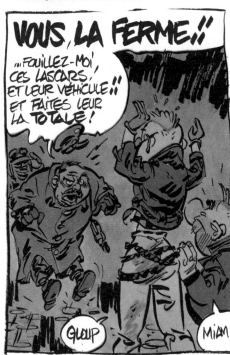

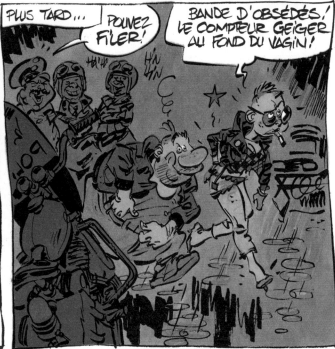

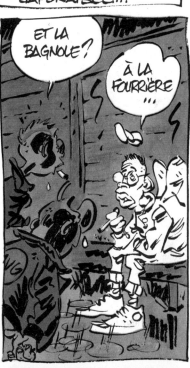

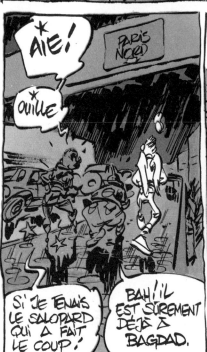

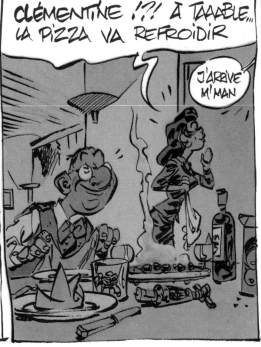

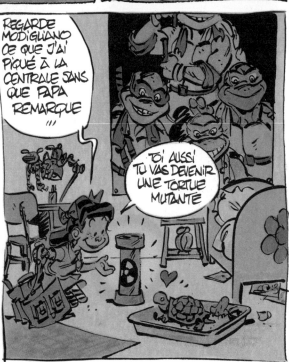

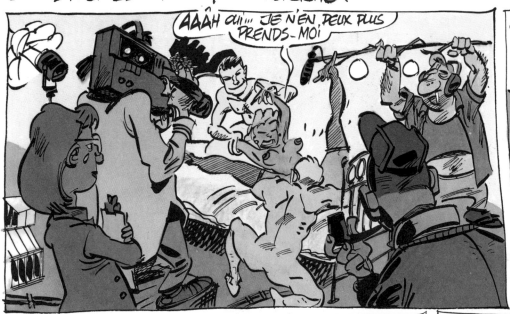

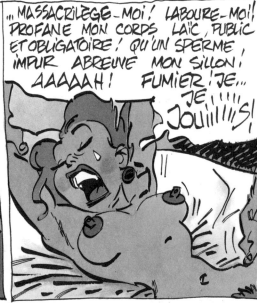

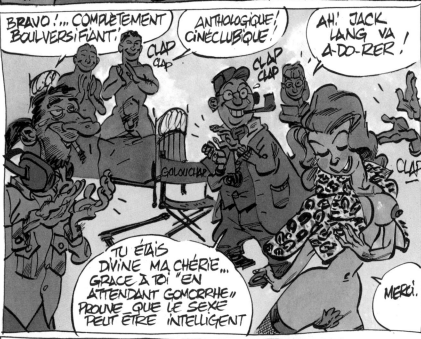

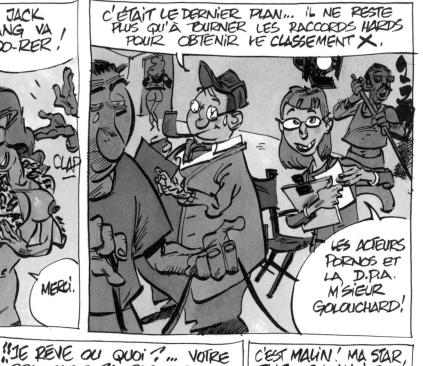

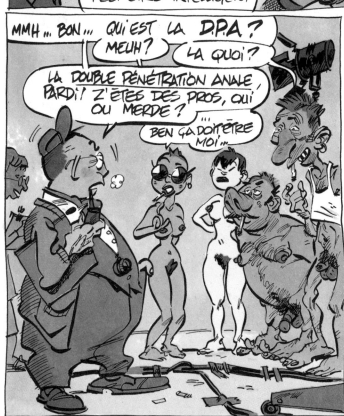

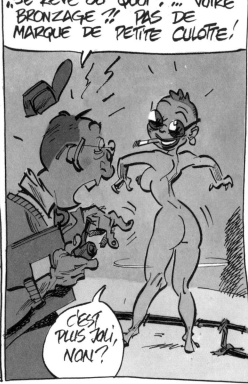

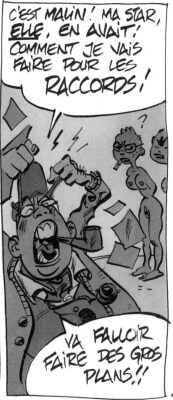

2

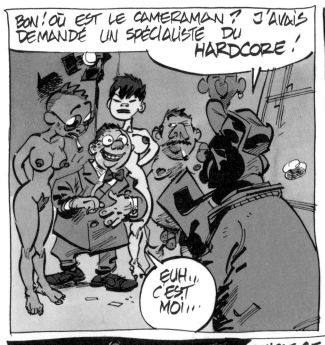
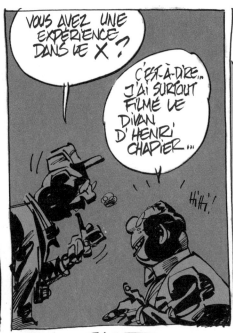
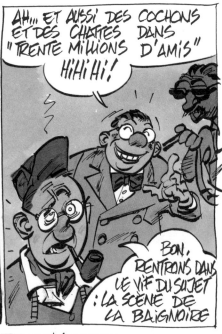
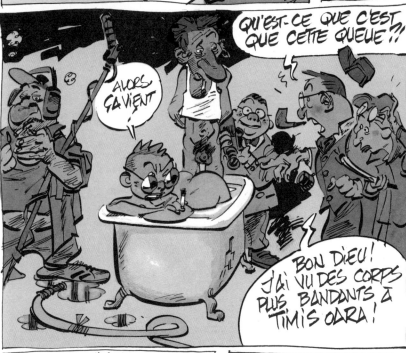
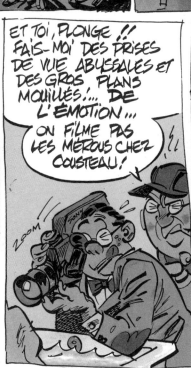
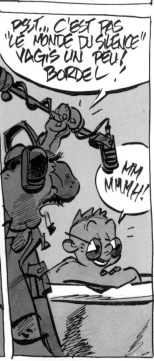
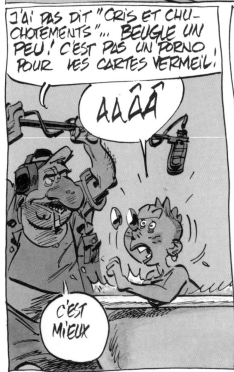
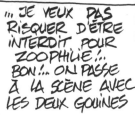
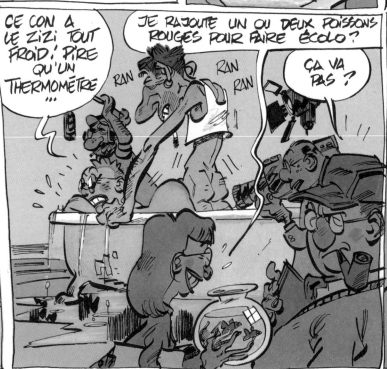
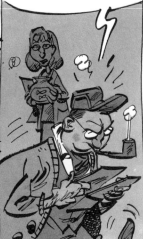

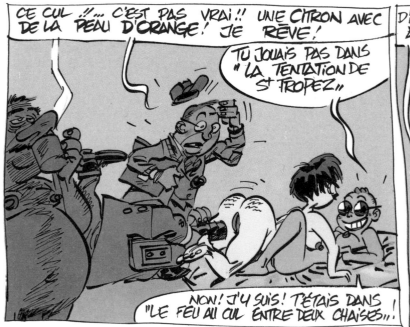

CE CUL !!... C'EST PAS VRAI !! UNE CITRON AVEC DE LA PEAU D'ORANGE ! JE RÊVE !

TU JOUAIS PAS DANS "LA TENTATION DE St TROPEZ" ?

NON ! J'Y SUIS ! T'ÉTAIS DANS "LE FEU AU CUL ENTRE DEUX CHAISES"... !

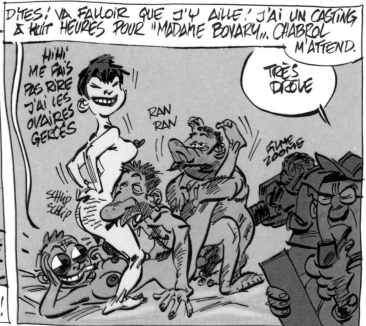

DITES ! VA FALLOIR QUE J'Y AILLE ! J'AI UN CASTING À HUIT HEURES POUR "MADAME BOVARY"... CHABROL M'ATTEND.

HIHI ! ME FAIS PAS RIRE J'AI LES OVAIRES GERCÉS

RAN RAN

TRÈS DRÔLE

SCHLIP SCHLIP

SLURP ZOOME

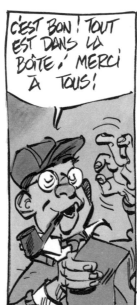

C'EST BON ! TOUT EST DANS LA BOÎTE ! MERCI À TOUS !

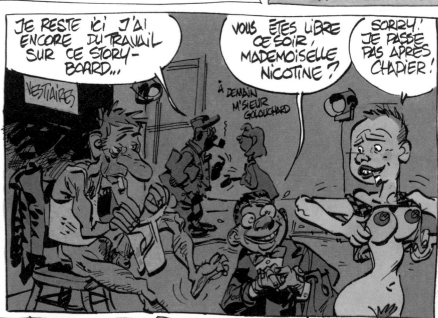

JE RESTE ICI J'AI ENCORE DU TRAVAIL SUR CE STORY-BOARD...

VESTIAIRES

À DEMAIN M'SIEUR GOLOUCHARD

VOUS ÊTES LIBRE CE SOIR, MADEMOISELLE NICOTINE ?

SORRY ! JE PASSE PAS APRÈS CHAPIER !

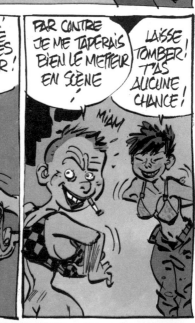

PAR CONTRE JE ME TAPERAIS BIEN LE METTEUR EN SCÈNE !

LAISSE TOMBER ! T'AS AUCUNE CHANCE !

MIAM

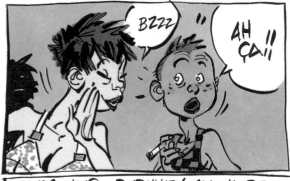

BZZZ

AH ÇA !!

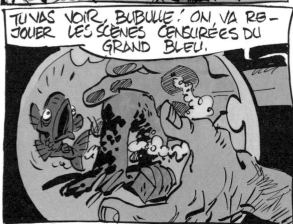

TU VAS VOIR, BUBULLE ! ON VA RE-JOUER LES SCÈNES CENSURÉES DU GRAND BLEU.

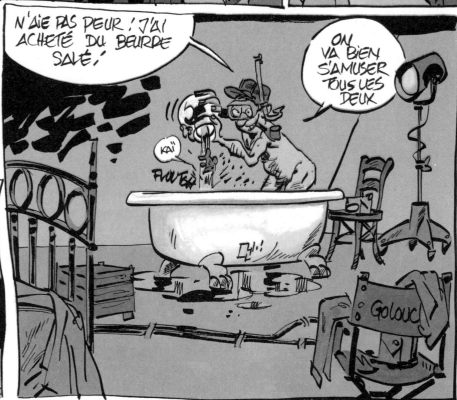

N'AIE PAS PEUR ! J'AI ACHETÉ DU BEURRE SALÉ !

ON VA BIEN S'AMUSER TOUS LES DEUX

KAÏ

FVOUTCH

GOLOUC

MAIGRIR SANS FRONTIÈRE.

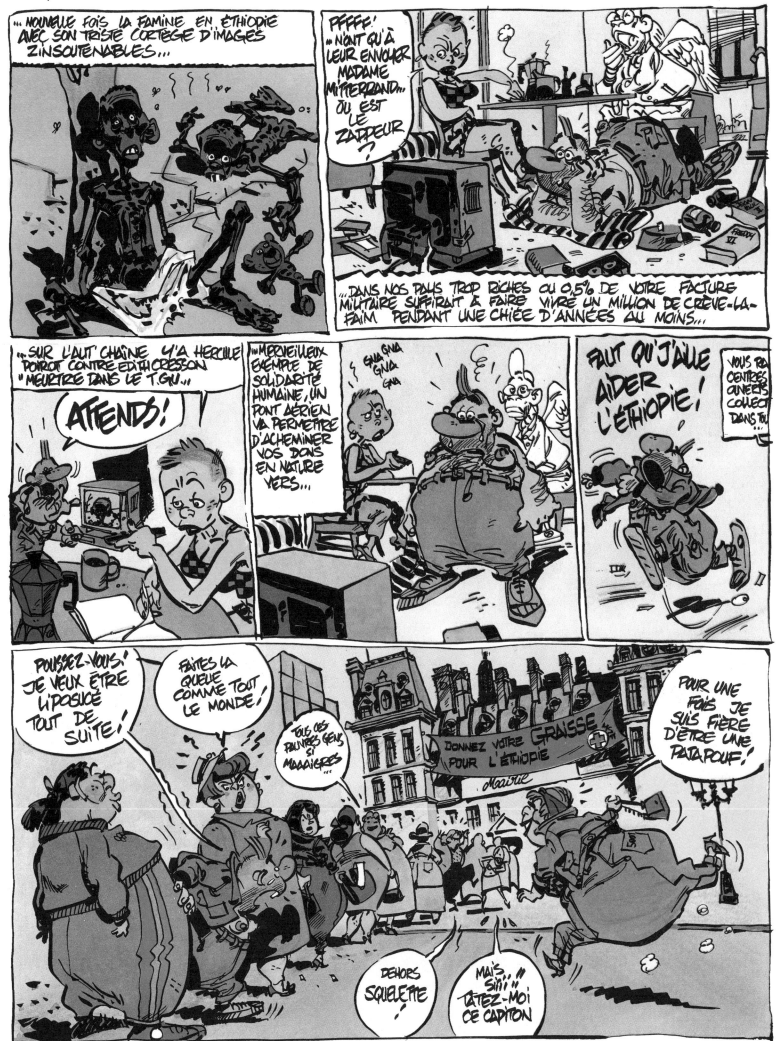

DES SKINS ET DES LETTRES.

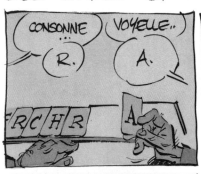

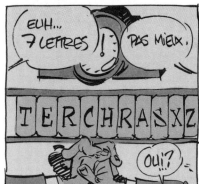

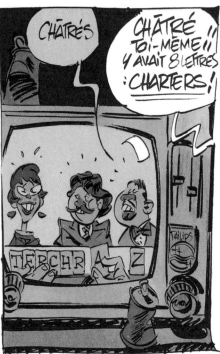

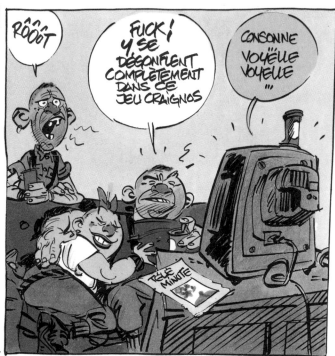

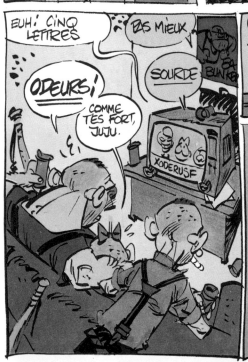

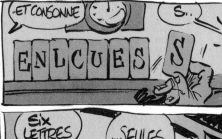

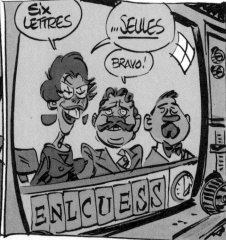

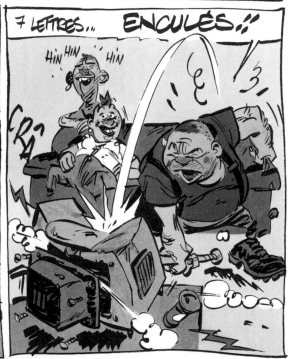

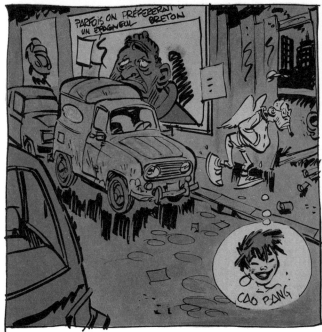

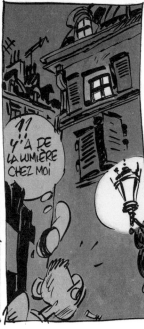

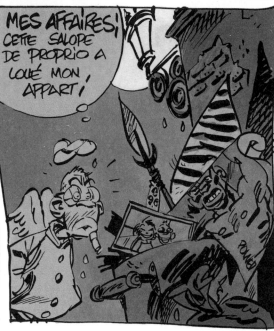

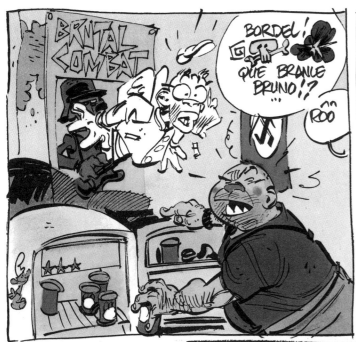
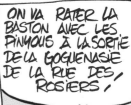
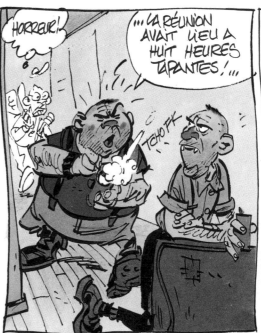
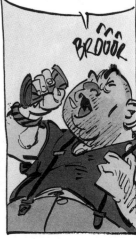
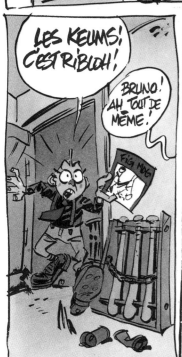
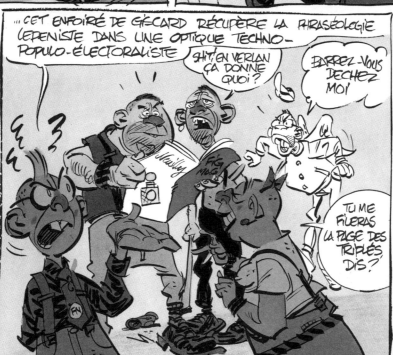
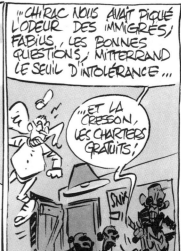
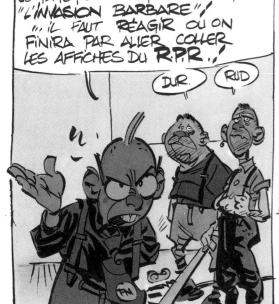
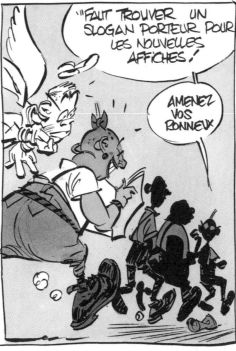
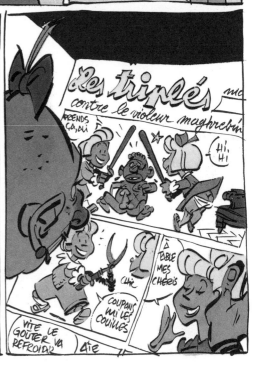

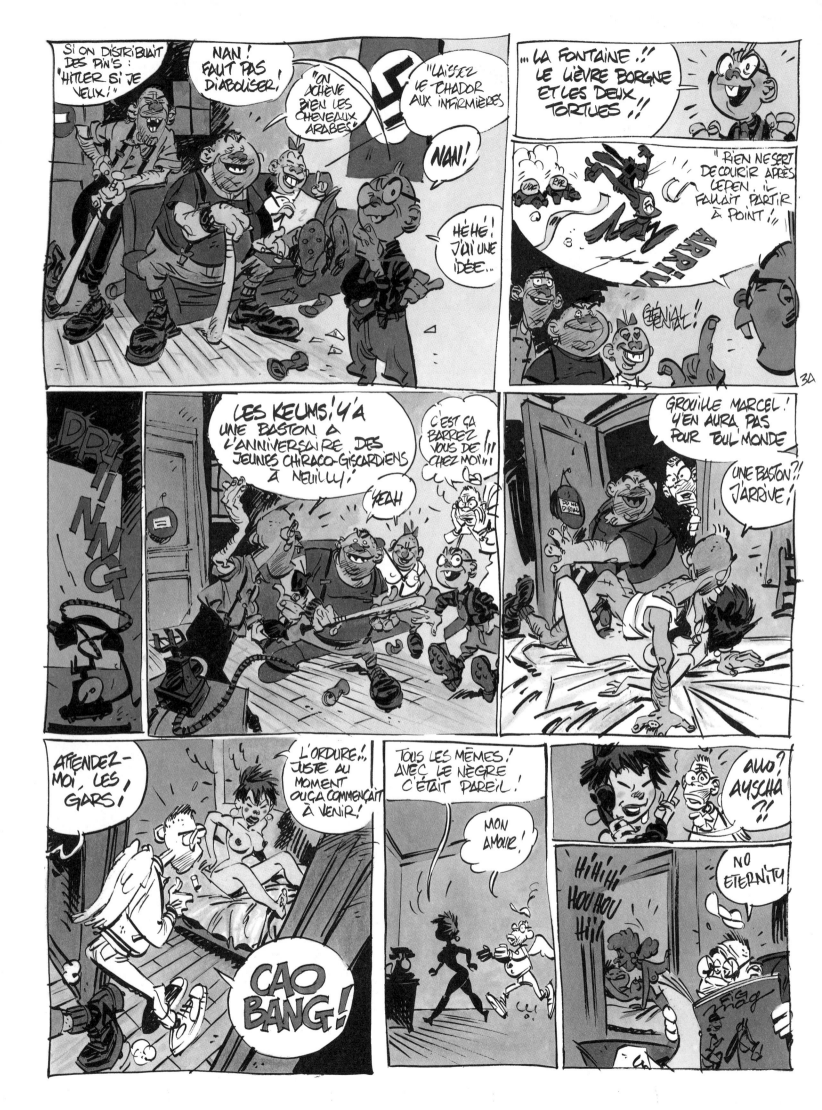

DATAGLOVE STORY.

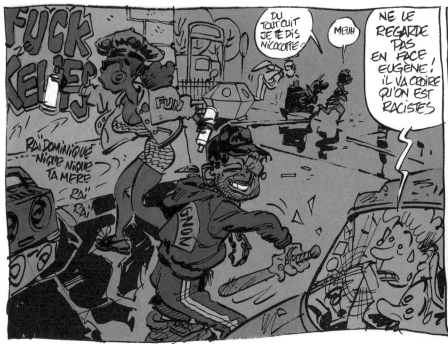

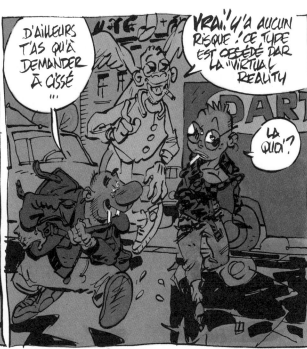

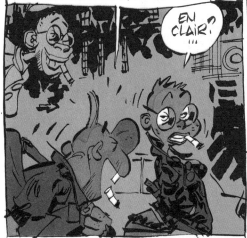

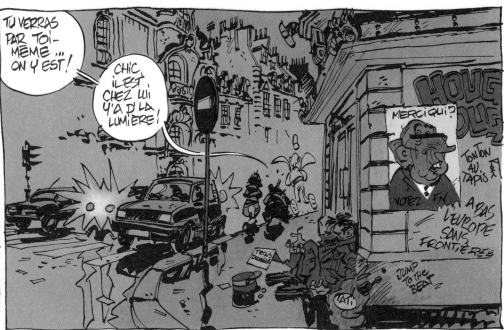

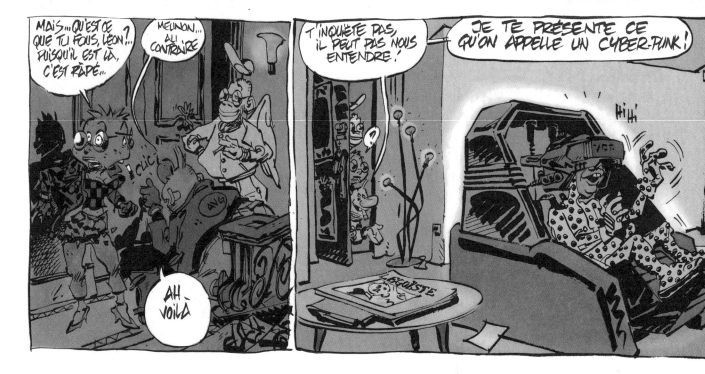

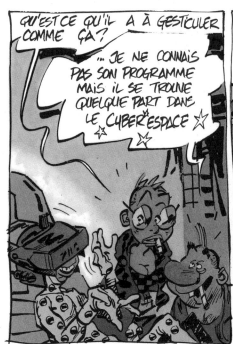
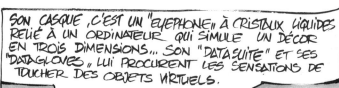
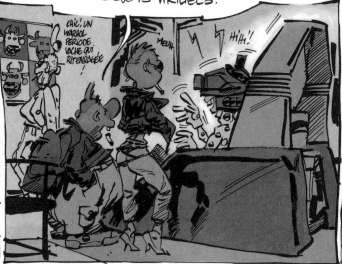
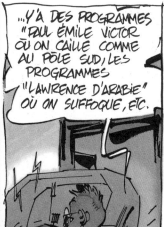
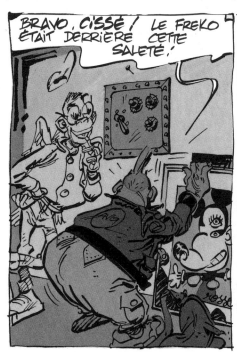
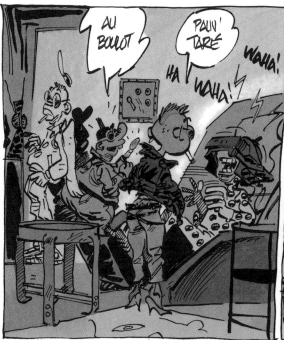
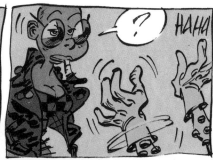
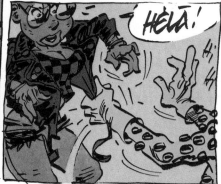
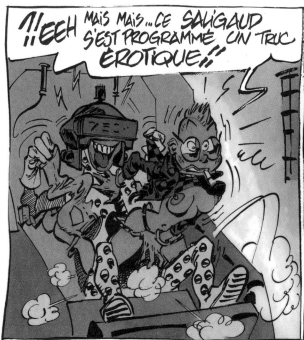
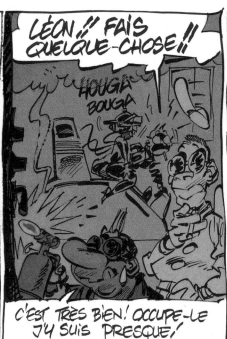
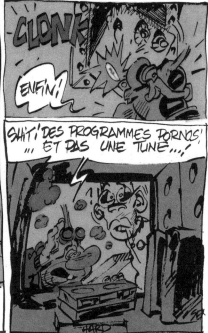

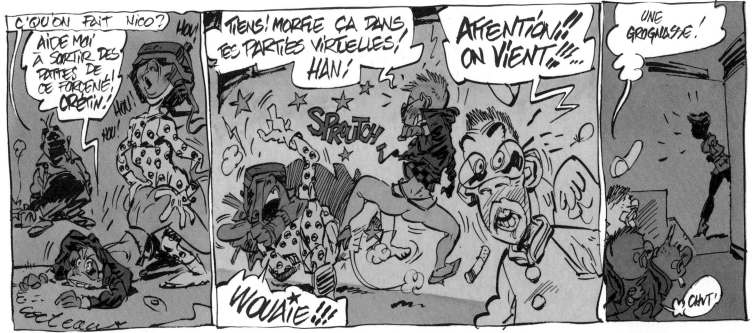

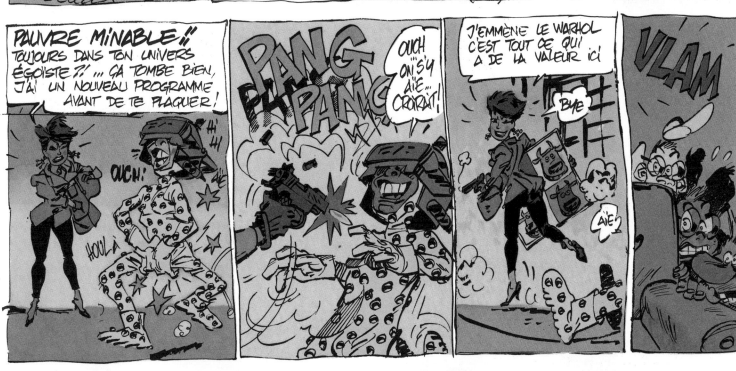

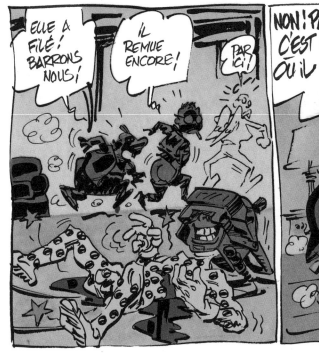

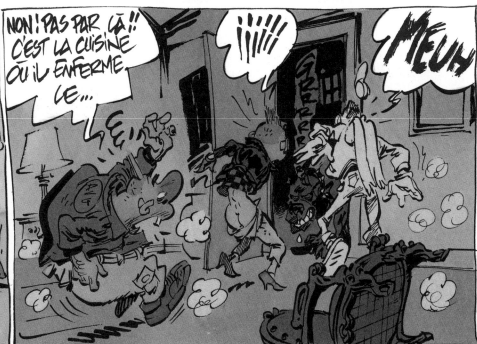

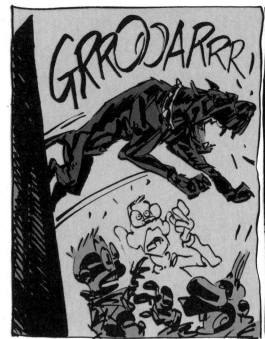

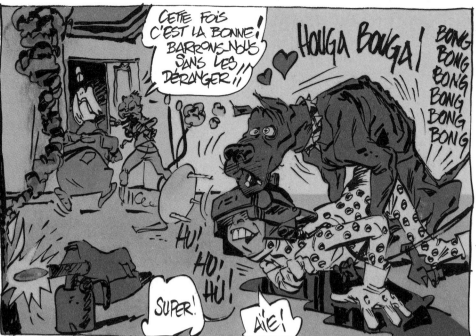

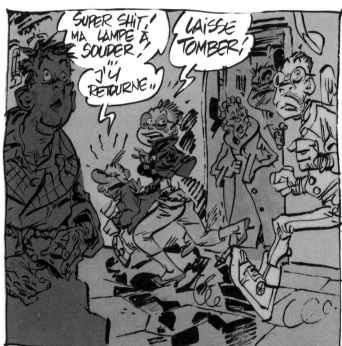

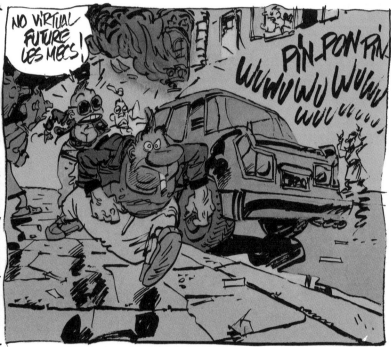

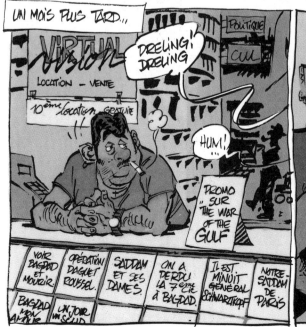

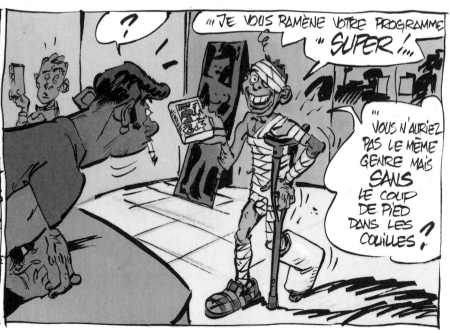

UN ASCENSEUR NOMMÉ DÉSIR.

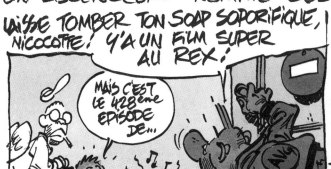

LAISSE TOMBER TON SOAP SOPORIFIQUE, NICOCOTTE! Y'A UN FILM SUPER AU REX!

MAIS C'EST LE 428ème ÉPISODE DE...

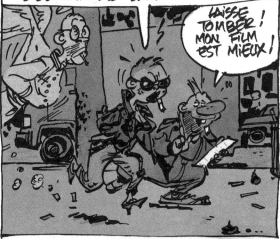

SUPERSHIT! APRÈS, Y'AVAIT USHUAÏA SPÉCIAL VAULX-EN-VELIN AVEC NICOLAS HULOT SODOMISÉ EN DIRECT PAR DES BEURS... MAIS SANS!

LAISSE TOMBER! MON FILM EST MIEUX!

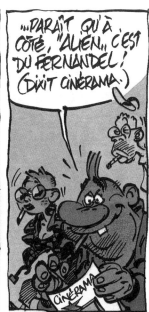

"...PARAÎT QU'À CÔTÉ, "ALIEN," C'EST DU FERNANDEL! (DIXIT CINÉRAMA.)

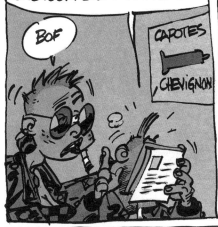

"LE SCÉNARIO EST EN BÉTON!... ET LE SUJET EST BRÛLANT D'ACTUALITÉ "SIMPLE ET GÉNIAL, À FAIRE DRESSER LES CHEVEUX SUR LA TÊTE...

BOF

CAPOTES
CHEVIGNON

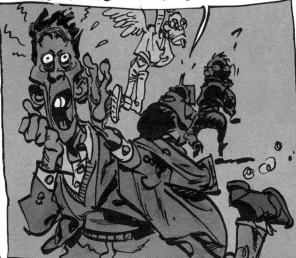

"L'HÉROÏNE EST UNE SAINTE NITOUCHE GENRE ADJANI MAIS EN PLUS JEUNE, QU'ON A ENVIE DE VOIR MOUILLER SA PETITE CULOTTE DE TROUILLE...

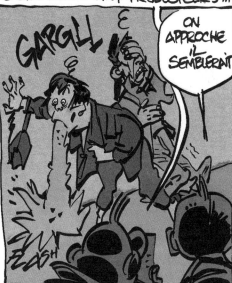

"LE MAUVAIS A ÉTÉ CHOISI À PARTIR D'UN CASTING QUI A FAIT S'ÉVANOUIR CINQ PRODUCTEURS...

GARGLL

ON APPROCHE IL SEMBLERAIT

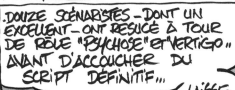

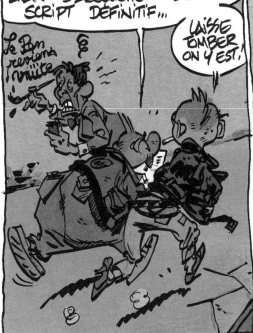

"DOUZE SCÉNARISTES -DONT UN EXCELLENT- ONT RESUCÉ À TOUR DE RÔLE "PSYCHOSE" ET "VERTIGO" AVANT D'ACCOUCHER DU SCRIPT DÉFINITIF...

LAISSE TOMBER ON Y EST!

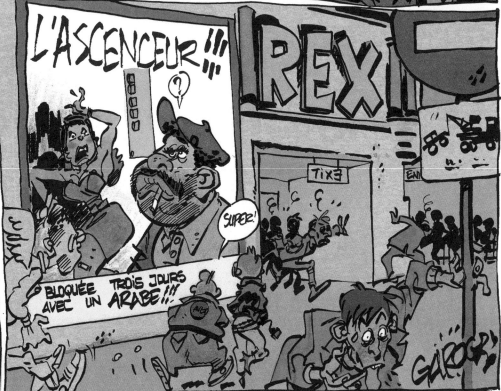

L'ASCENCEUR!!!

REX

TIXE

SUPER!

BLOQUÉE TROIS JOURS AVEC UN ARABE!!!

H.I.V. MON AMOUR.

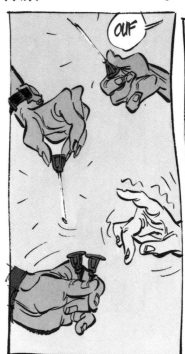

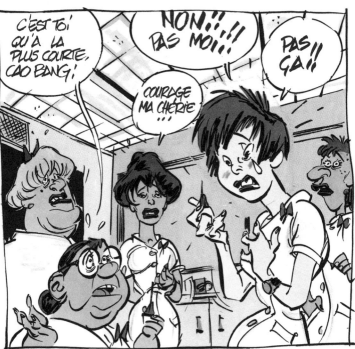

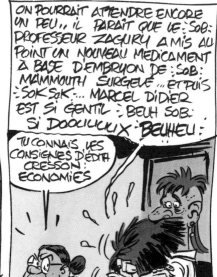

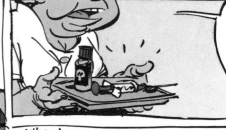

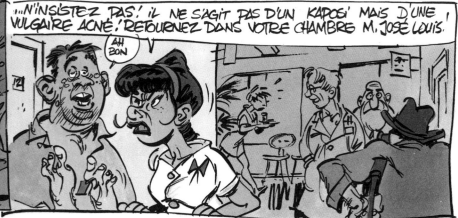

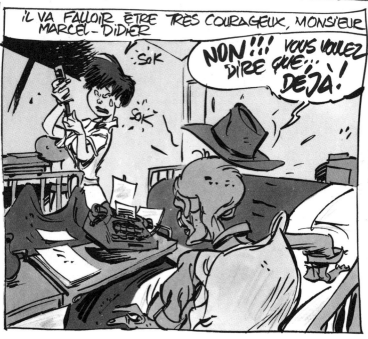

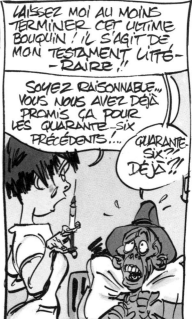

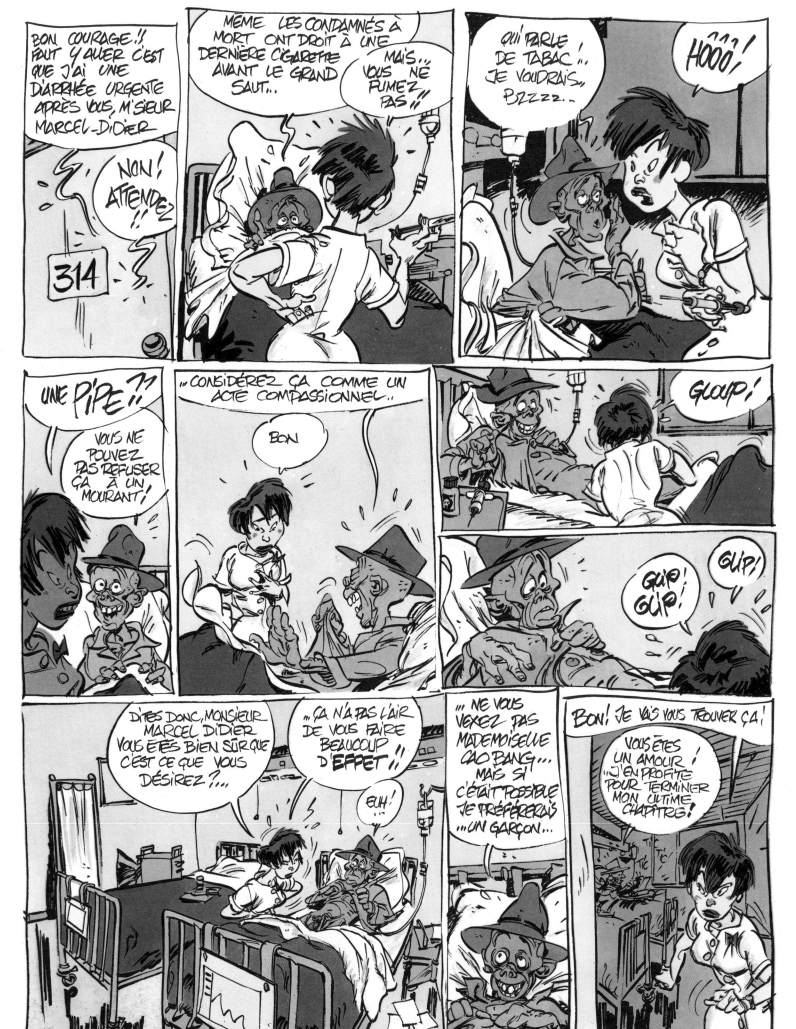

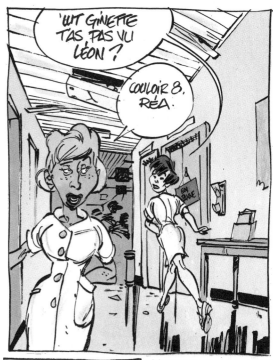

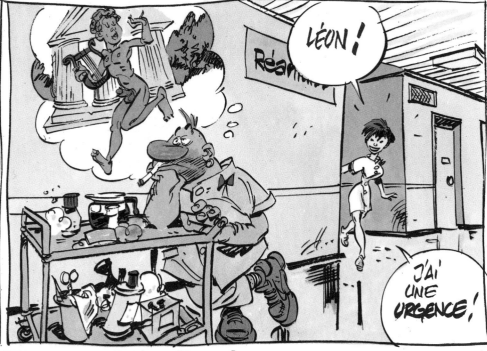

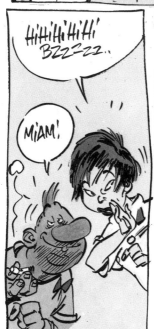

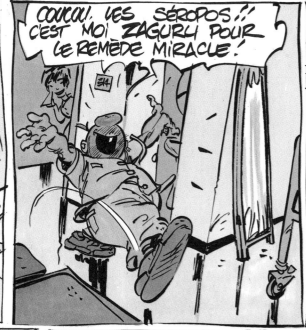

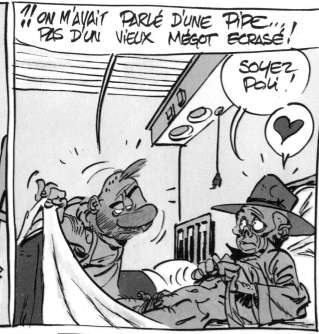

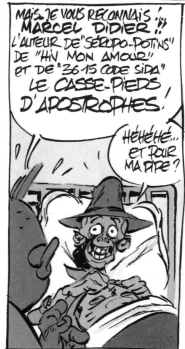

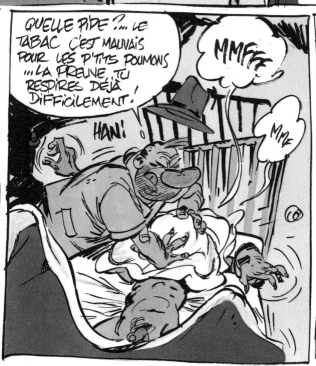

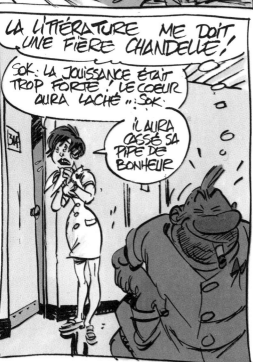

3C.

Des mêmes auteurs
aux éditions Albin Michel

NICOTINE GOUDRON

Cet album a été achevé
d'imprimer en décembre 1991,
sur les presses de l'imprimerie Jean Lamour,
à Maxeville, Nancy, pour le compte
de la SEFAM.

N° d'édition 10126
Dépôt légal : Janvier 1992